Exokrine Pankreasinsuffizienz

UNI-MED

UNI-MED Verlag AG
Bremen - London - Boston

Die Deutsche Bibliothek - CIP-Einheitsaufnahme

Löhr, J.-Matthias:
Exokrine Pankreasinsuffizienz/J.-Matthias Löhr.-
1. Auflage - Bremen: UNI-MED, 2001
(UNI-MED SCIENCE)
ISBN 3-89599-474-X

Printed in Germany

UNI-MED. Die beste Medizin.

In der Reihe UNI-MED SCIENCE werden aktuelle Forschungsergebnisse zur Diagnostik und Therapie wichtiger Erkrankungen "state of the art" dargestellt. Die Publikationen zeichnen sich durch höchste wissenschaftliche Kompetenz und anspruchsvolle Präsentation aus. Die Autoren sind Meinungsbildner auf ihren Fachgebieten.

Wir danken folgenden Mitgliedern unseres Ärztlichen Beirats für die engagierte Mitarbeit an diesem Buch: Dipl.-Med. Klaus Bormann, Dr. Hans Jürgen Heppner, Sabine Klinger, Dr. Christoph Meißner und Dr. Peter Trinkler.

Vorwort

Die Unterfunktion der Bauchspeicheldrüse beschäftigt seit Jahrzehnten Forscher und Ärzte und stellt für betroffene Patienten häufig eine erhebliche Beeinträchtigung der Lebensqualität dar. Meist sind es Patienten mit chronischer Pankreatitis, die eine exokrine Pankreasinsuffizienz entwickeln, sowie die jetzt erwachsenen Patienten mit zystischer Fibrose. Aber auch die postoperative Versorgung von Bauchspeicheldrüsenoperierten stellt ein Problem dar. Bildgebende Verfahren lassen einen Rückschluss auf morphologische Veränderungen des "Zentralorgans Pankreas" zu; der Nachweis einer funktionellen Leistungseinschränkung erfolgt jedoch durch spezielle Tests, die hinsichtlich ihrer Wertigkeit aber durchaus unterschiedlich beurteilt werden müssen. Mit der Verfugbarkeit aufgereinigter Pankreasenzympräparate sollte das Problem der Therapie eigentlich geklärt sein, denkt man. Leider ist die menschliche Physiologie nicht so einfach. Die Aktivierung der Enzyme zur richtigen Zeit am richtigen Ort ist nicht banal.

Es war uns ein Anliegen, die derzeit gültige Diagnostik und Differentialtherapie der exokrinen Pankreasinsuffizienz kompakt darzustellen. Möge das Buch nicht nur dem interessierten klinischen Pankreatologen eine praktische Hilfe sein.

Mannheim und Erlangen, im Dezember 2000 — *Die Autoren*

Geleitwort

Das exokrine Pankreas synthetisiert und sezerniert mehr als zehn Enzyme und Proenzyme ins duodenale Lumen, welche die nutritiven Makromoleküle des Chymus hydrolysieren und damit erst die Resorption durch die Schleimhaut ermöglichen.

Der Ausfall der Bauchspeicheldrüsenfunktion (z.B. bei der chronischen Pankreatitis oder nach Pankreasresektion) kann für die meisten Nährstoffe nicht oder nur partiell kompensiert werden. Andererseits sezerniert die gesunde Drüse ihre Enzyme im zehnfachen Überschuß.

Hieraus folgt, daß sich die exokrine Pankreasinsuffizienz in der Regel spät manifestiert, sich dann aber zu einem wichtigen klinischen, diagnostischen und therapeutischen Problem entwickeln kann.

Es ist das Verdienst der Autoren des vorliegenden Buches, die verfügbaren Methoden der Diagnostik und die Prinzipien der Behandlung mit ihren Möglichkeiten und Limitationen umfassend und kritisch zusammengestellt zu haben. Das Resultat ist ein ausgewogenes, sehr praxisbezogenes Referenzwerk, das den derzeitigen Wissensstand kenntnisreich widerspiegelt.

Daß hierbei auch ein kurzer, amüsant zu lesender historischer Rückblick auf die Entdeckung der Pankreasfunktion und -insuffizienz sowie der Enzymtherapie eingefügt wurde, ist 100 Jahre nach Entwicklung der ersten brauchbaren Enzymtherapie besonders erfreulich.

Dieses kleine Kompendium faßt unser aktuelles Wissen zum wichtigen und schwierigen klinischen Problem der exokrinen Pankreasinsuffizienz so kompetent, praxisnah und gleichzeitig konzise zusammen, daß ihm eine weite Verbreitung zu wünschen ist.

Hamburg, im Dezember 2000 *Peter Layer*

Autoren

Dr. Bernhard Fischer
Medizinische Klinik I mit Poliklinik
Friedrich Alexander-Universität Erlangen-Nürnberg
Krankenhausstr. 12
91054 Erlangen

Dr. Frank Hummel
Medizinische Klinik IV
Fakultät für Klinische Medizin Mannheim
Universität Heidelberg
Theodor Kutzer Ufer 1-3
68135 Mannheim

Prof. Dr. J.-Matthias Löhr
Medizinische Klinik IV
Fakultät für Klinische Medizin Mannheim
Universität Heidelberg
Theodor Kutzer Ufer 1-3
68135 Mannheim

Priv.-Doz. Dr. H. Thomas Schneider
Medizinische Klinik I mit Poliklinik
Friedrich Alexander-Universität Erlangen-Nürnberg
Krankenhausstr. 12
91054 Erlangen

Inhaltsverzeichnis

Funktionsdiagnostik

1. Funktionsdiagnostik

1.1. Allgemeines zur exokrinen Pankreasfunktion

Unter exokriner Pankreasinsuffizienz versteht man die funktionelle Einschränkung der Pankreasenzymsekretion - unabhängig von ihrer Genese. Als Hauptursachen einer exokrinen Pankreasinsuffizienz gelten beim Erwachsenen die chronische Pankreatitis, das Pankreaskarzinom und eine durchgeführte Pankreasresektion. Auch nach (sub)totaler Gastrektomie sowie bei ausgeprägtem Proteinmangel, bei Fortschreiten einer Mukoviszidose (Zystische Fibrose) oder im Verlauf einer Hämochromatose muss mit dem Auftreten einer eingeschränkten Pankreasfunktion gerechnet werden. Zu den seltenen Ursachen zählen das Shwachman-Syndrom (exokrine Pankreasinsuffizienz kombiniert mit Knochenmarkhypoplasie [57]) und angeborene Enzymdefekte wie der Mangel an Trypsinogen, Enterokinase und α1-Antitrypsin sowie das isolierte Fehlen von Amylase, Lipase oder von Proteasen. Eine akute Pankreatitis oder ein Trauma der Bauchspeicheldrüse führen allenfalls zu einem passageren exokrinen Funktionsverlust, wenn daraus kein dauerhafter Organdefekt resultiert.

Klinisch weisen Diarrhoe und Steatorrhoe sowie ein Gewichtsverlust auf eine exokrine Pankreasinsuffizienz hin und legen vor allem bei rezidivierenden Oberbauchbeschwerden den Verdacht auf eine chronische Pankreatitis nahe. Anderseits besteht nur bei weniger als einem Drittel der Patienten mit chronischer Pankreatitis tatsächlich eine klinisch relevante Maldigestion.

Da die Bauchspeicheldrüse über eine große funktionelle Kapazität verfügt, treten klinische Zeichen der Maldigestion von Fett und Eiweiß mit Steatorrhoe und Gewichtsverlust erst auf, wenn die exokrine Kapazität des Pankreas um mehr als 90 % vermindert ist [7]. Zungengrund- und Magenlipaseaktivität reichen nicht aus, die Digestion mittel- und langkettiger Triglyceride sicherzustellen. Dagegen kann die Kohlenhydratverdauung zum Teil durch die Amylase der Speicheldrüsen und Dünndarmenzyme, die Eiweißverdauung durch Pepsin des Magens und Dünndarmpeptidasen übernommen werden. Das Auftreten einer Steatorrhoe variiert interindividuell und wird bei gleicher Einschränkung der Pankreasfunktion auch von der Geschwindigkeit der Inaktivierung von Lipase durch Magensäure und Proteasen sowie vom Fettgehalt der Nahrung und möglicherweise auch von extrapankreatischen Lipasen beeinflusst [7]. Durch diese ausgeprägte Funktionsreserve können leicht- bis mittelgradige Einschränkungen klinisch meist kompensiert werden. Die Anzahl der Patienten mit einer subklinisch eingeschränkten exokrinen Leistung der Bauchspeicheldrüse ist deshalb auch unbekannt.

Zur Abklärung einer exokrinen Pankreasinsuffizienz sind neben bildgebenden Verfahren (Röntgen, Sonographie, Computertomographie, ERCP, EUS) auch Untersuchungen indiziert, die im Speziellen die Funktion der Bauchspeicheldrüse überprüfen. Sogenannte Pankreasfunktionstests können allerdings die Bildgebung nur ergänzen und nicht ersetzen.

Häufig gehen Funktionseinschränkungen des Pankreas den morphologisch fassbaren Veränderungen bei chronischer Pankreatitis zeitlich voraus [45]. Studien, die den Wert von Pankreasfunktionstests und der endoskopischen retrograden (Cholangio-) Pankreatikographie (ER(C)P) mit der Histologie bei chronischer Pankreatitis untersuchten, wiesen eine höhere Sensitivität für die Funktionsdiagnostik nach [22]. Die ERCP als bildgebendes Verfahren neigt dazu, Pankreasgangveränderungen, die altersbedingt oder als Narben nach akuter Pankreatitis auftreten, überzubewerten, obwohl keine Pankreasinsuffizienz vorliegt [36].

Pankreasfunktionstests sind im Gegensatz zu bildgebenden Verfahren wie ERCP, aber auch CT und Sonographie wenig abhängig von der Erfahrung des durchführenden Untersuchers. Die erhobenen Messwerte lassen wenig Raum für eine subjektive Befundinterpretation. Pankreasfunktionstests sind ungefährlich; schwerwiegende Komplikationen, wie die akute Pankreatitis nach ERCP, treten nicht auf [32, 54].

Um die exokrine Funktion der Bauchspeicheldrüse zu erfassen, werden heute direkte und indirekte Methoden (☞ Tab. 1.1) eingesetzt: Bei direkten Verfahren werden die Produkte der Pankreassekretion (Bikarbonat, Enzyme) unmittelbar im Pankreassekret bestimmt, indirekte Pankreasfunktionstests lassen aus dem Nachweis einer verminderten Enzymkonzentration in Stuhl oder Serum oder einer gestörten Verdauungsleistung (Maldigestion) auf eine Einschränkung der Pankreasfunktion schließen. Mit indirekten Tests kann jedoch nicht zwischen organpathologischen und funktionellen Ursachen für eine reduzierte Pankreassekretion unterschieden werden. So kann eine Gastrektomie oder Magenteilresektion eine pankreatikozibale Asynchronie induzieren und zu einer sekundären exokrinen Pankreasinsuffizienz führen. Dünndarmerkrankungen können durch eine verminderte Freisetzung von Cholezystokinin und Sekretin als auch durch eine Malabsorption von Testsubstanzen falsch pathologische Testergebnisse verursachen.

	Pankreasfunktionstest
direkt	• Sekretin-Pankreozymin-Test • endoskopischer Sekretin-Test
indirekt	• Serumtest - Pankreolauryl-Test - Aminosäuren-Verbrauchstest - Pankreasenzyme • Urintest - Pankreolauryl-Test - NBT-PABA-Test (Bentiromid-Test) • Stuhltest - Elastase-1 - Chymotrypsin - Stuhlfett • Atemtest - $^{13}C/^{14}C/H_2$-Atemtests

Tab. 1.1: Pankreasfunktionstests.

Die Quantifizierung der Pankreasinsuffizienz durch Funktionstests dient auch zur Schweregradeinteilung (leicht - mittelschwer - schwer) und ist zur Verlaufskontrolle bei bekannter chronischer Pankreaserkrankung oder nach einer abgelaufenen akuten nekrotisierenden Pankreatitis mit möglicher Defektheilung geeignet. Eine Differenzierung zwischen chronischer Pankreatitis und malignen Pankreaserkrankungen ist jedoch mit keinem Funktionstest möglich. Auch bei der akuten Pankreatitis sind Funktionsuntersuchungen der Bauchspeicheldrüse nicht indiziert. Prinzipiell sind die in der Literatur für die einzelnen Testmethoden zum Nachweis einer exokrinen Pankreasinsuffizienz angegebenen Daten zur Sensitivität und Spezifität mit Vorsicht zu interpretieren. Sie variieren deutlich in Abhängigkeit von der Auswahl der untersuchten Patienten und in Abhängigkeit des jeweiligen Stadiums der Erkrankung.

Ein *erhöhtes Stuhlgewicht* kann bei exokriner Pankreasinsuffizienz, meist zusammen mit einer Steatorrhoe, auftreten. In Lehrbüchern findet man Angaben über Stuhlgewichte, die bei >235 g/Tag bei Männern und >175 g/Tag bei Frauen als pathologisch angesehen werden [14]. Auch ist zu beachten, dass eine Vielzahl von Faktoren, insbesondere die Nahrung, das Stuhlgewicht beeinflusst. Die Ernährungsgewohnheiten der Bevölkerung dürften sich wenigstens in Mitteleuropa unter anderem durch den Einfluss von Gesundheitskampagnen (Stichwort: Vollwertkost) deutlich gewandelt haben; neuere Angaben zu normalen Stuhlgewichten fehlen aber. Grundsätzlich führen alle Durchfallerkrankungen und Malabsorptionssyndrome zu erhöhten Stuhlgewichten, so dass das Symptom keineswegs spezifisch für eine exokrine Pankreasinsuffizienz ist. Auch ist das Sammeln einer 24-Std.- oder 72-Std.-Stuhlprobe für den Patienten peinlich und außerdem beim Pflege- und Laborpersonal nicht beliebt. Obwohl in der Literatur beschrieben [14], gibt es im Handel keine hygienisch und praktisch einfach zu handhabenden Stuhlsammelvorrichtungen. Daher wird in der Regel auf die Bestimmung des Stuhlgewichtes verzichtet. Wenig Anwendung findet auch die *mikroskopische Stuhlanalyse*, bei der unverdaute Fleischfasern und Fett einfach und zuverlässig festgestellt werden können. Neben der unangenehmen Handhabung des Stuhls bietet die Stuhlmikroskopie aber keine ausreichende Sensitivität, um milde Formen einer exokrinen Pankreasinsuffizienz zu erkennen.

Der *NBT-PABA-Test (Bentiromid-Test)* ist seit einiger Zeit schon in Deutschland nicht mehr kommerziell erhältlich. Es handelt sich um einen sondenlosen indirekten oralen Pankreasfunktionstest, der auf der enzymatischen Spaltung des Testsubstrats N-Benzoyl-L-Tyrosyl-para-Aminobenzoesäure (NBT-PABA) durch pankreatisches Chymotrypsin im Dünndarm beruht. Das entstehende

Spaltprodukt para-Aminobenzoesäure wird durch die Nieren ausgeschieden und im Sammelurin bestimmt. Sensitivität und Spezifität des Testverfahrens sind vergleichbar mit anderen indirekten Pankreasfunktionstests. Als testspezifische Fehlerquellen gelten die Aufnahme von Nahrungsmitteln, die mit Benzoesäure konserviert sind, Leberstoffwechselstörungen, Niereninsuffizienz und Spaltung von NBT-PABA durch Chymotrypsinähnliche enzymatische Aktivität einiger Bakterienstämme der Darmflora.

1.2. Direkte Pankreasfunktionstests

1.2.1. Sekretin-Pankreozymin-Test

Die direkte Bestimmung der Sekretionsleistung des Pankreas ist die beste Methode, die Pankreasfunktion zu untersuchen[4]. Als "Gold-Standard" gilt weltweit der Sekretin-Pankreozymin-Test (Synonyma: Sekretin-Test, Sekretin-Cholecystokinin-Test, Pankreasfermentsonde), mit dem die Sekretionsleistung des Pankreas direkt unter Stimulation mit den Enterohormonen Sekretin und Cholezystokinin/Pankreozymin gemessen wird [31]. Die Durchführung des Sekretin-Pankreozymin-Tests war jedoch nicht immer einheitlich und es gibt trotz langjähriger Bemühungen des Europäischen Pankreasclubs leider keine internationale Standardisierung der hormonellen Pankreasstimulation. In den meisten Zentren hat sich heute die Testmodifikation unter Verwendung des Cholezystokinin-Analogons Caerulein (z. B. Takus®) durchgesetzt. Aber auch die Dosierung von Cholezystokinin/Pankreozymin bzw. Caerulein wird wegen der möglichen unangenehmen Nebenwirkungen (krampfartige Bauchschmerzen, Blutdruckabfall, Schweißausbruch) von Zentrum zu Zentrum unterschiedlich gehandhabt.

Praktisches Vorgehen

Vor Durchführung des Sekretin-Pankreozymin-Tests [nach 67, 68] sollten Pankreatin-Präparate ebenso wie Medikamente, die die Darmmotilität beeinflussen, mindestens drei Tage vorher abgesetzt sein. Wichtig ist auch zu erwähnen, dass der Patient in der Woche vor dem Test seine normale Mischkost einhalten soll, da Diäten oder Fasten die Pankreasleistung herabsetzen können. Der Patient bleibt ab dem Abend vor dem Test nüchtern, am Tag der Untersuchung erhält er eine Magen- und eine Duodenalsonde, die unter Röntgendurchleuchtung gelegt werden und die separate Gewinnung von Magen- und Dünndarmsaft ermöglichen.

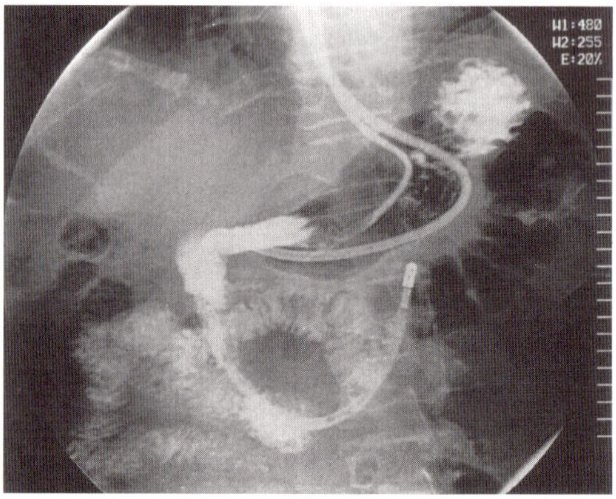

Abb. 1.1: Röntgenbild Abdomen, korrekte Lage der Magen- und Duodenalsonde.

Falls verfügbar, kann auch eine doppelläufige Magen-/Duodenalsonde (Lagerlöf-Sonde) verwendet werden. Danach wird der Patient auf einer Liege in Linksseitenlage positioniert, um eine Verdünnung und Neutralisierung des Pankreassekrets durch ablaufenden Magensaft zu vermeiden. Der Magensaft wird kontinuierlich abgesaugt, das Duodenalsekret wird über die Duodenalsonde in 10-15-minütigen Fraktionen in eisgekühlten Messzylindern gesammelt. Während des Tests sollte der pH-Wert der Verdauungssäfte immer wieder überprüft werden, um die korrekte Lage der Sonden zu kontrollieren. Auf die intraduodenale Infusion eines nicht resorbierbaren Markers (z. B. Polyethylenglykol oder ^{58}Co-markiertes Vitamin B_{12}) zur Volumenverlustkorrektur kann normalerweise verzichtet werden.

Nach einer insgesamt 30-minütigen basalen Sekretionsphase wird mit Sekretin 1 CU (clinical unit)/kg KG als i.v.-Bolus stimuliert. In dieser Phase wird die maximale Leistung des Pankreas in Bezug auf die Volumen- und Bicarbonatsekretion (hydrokinetische Funktion) erfasst. Die Messdauer beträgt eine Stunde in 15-minütigen Intervallen. Als nächster Schritt folgt nochmals die Applikation von Sekretin 1 CU/kg KG, diesmal aber als Dauerinfusion über eine Stunde, zusammen mit dem CCK-Analogon Caerulein 25-100 ng/kg KG (vom Europäischen Pankreasclub wird eine Dosis von 75 ng/kg KG vorgeschlagen [43]) oder CCK/PZ 1 IU/kg KG. In dem während dieser Phase gewonnenen Sekret werden mindestens zwei Pankreasenzyme (Amylase, Trypsin, Chymotrypsin, Lipase) bestimmt (ekbole Pankreasfunktion). Die Stimulation sollte ausreichend kräftig sein und langdauernd erfolgen, um die Sekretionsreserve der Bauchspeicheldrüse zu mobilisieren. Dadurch lässt sich besser zwischen einer normalen und einer eingeschränkten Pankreasfunktion unterscheiden, insbesondere im frühen Stadium einer chronischen Pankreatitis.

Die Bestimmung von Bicarbonat erfolgt titrimetrisch, die Enzyme im Duodenalsaft (Amylase, Trypsin, Chymotrypsin, Lipase) werden biochemisch quantifiziert. Durch das Fehlen einer standardisierten Testdurchführung ist auch die Auswertung abhängig von den im jeweiligen Labor erhobenen Referenzwerten.

Auf der Basis der im Sekretin-Pankreozymin-Test ermittelten Werte ist generell folgende Schweregradeinteilung zu empfehlen (☞ Tab. 1.2):

Exokrine Pankreasinsuffizienz	Sekretion von:
Leicht (Grad I)	1 Enzym <50 % vermindert oder 2 Enzyme <25 % vermindert oder 1 Enzym und Bicarbonat <25 % vermindert oder Bicarbonat <50 % vermindert
Mittelschwer (Grad II)	Enzyme und/oder Bicarbonat 50-75 % vermindert
Schwer (Grad III)	Enzyme und Bicarbonat >75 % vermindert

Tab. 1.2: Kriterien zur Schweregradbeurteilung im Sekretin-Pankreozymin-Test [nach 43].

Im Schrifttum findet sich daneben noch eine vereinfachte, klinisch orientierte Schweregradeinteilung der exokrinen Pankreasinsuffizienz (☞ Tab. 1.3).

Exokrine Pankreasinsuffizienz	Sekretin-Pankreozymin-Test und Stuhlfettbestimmung
Leicht (Grad I)	Enzyme **oder** Bicarbonat vermindert, Stuhlfett normal
Mittelschwer (Grad II)	Enzyme **und** Bicarbonat vermindert, Stuhlfett normal
Schwer (Grad III)	Enzyme **und** Bicarbonat vermindert, Stuhlfett erhöht

Tab. 1.3: Schweregradbeurteilung der exokrinen Pankreasinsuffizienz anhand von Sekretin-Pankreozymin-Test und Stuhlfettbestimmung [nach 32].

Beurteilung

Der Sekretin-Pankreozymin-Test hat eine Sensitivität und Spezifität von jeweils >90 %. Wegen des hohen logistischen und personellen Aufwands ist das Verfahren jedoch auf einige pankreatologische Zentren beschränkt. Das Einlegen der Magen- und Duodenalsonden (ohne Sedoanalgesie, wegen möglicher Motilitätsstörung) ist für die meisten Patienten unangenehm und mit einer Strahlenbelastung verbunden. Daher stimmen nur wenige Patienten einer erneuten Testung zur Verlaufskontrolle zu. Bei schwierigen differentialdiagnostischen Fällen, und speziell bei Verdacht auf eine beginnende Pankreasfunktionsstörung, sollte jedoch die hohe Aussagekraft des Verfahrens genutzt werden, auch um dem Patienten andere unergiebige Untersuchungen zu ersparen [31, 39]. Für wissenschaftliche Fragestellungen bleibt der Sekretin-Pankreozymin-Test unverzichtbar.

Die Materialkosten für einen Test belaufen sich auf ca. 150 Euro; der Arbeitsaufwand für die Vorbereitung und Analytik für die Laborantin ist hoch und beträgt zwei bis zweieinhalb Arbeitstage.

1.2.2. Endoskopischer Sekretin-Test

Bereits 1982 wurde ein Vorschlag zur Vereinfachung und Verkürzung des Sekretin-Pankreozymin-Tests durch Entnahme von reinem Pankreassekret im Rahmen der ERCP vorgelegt [18], der später von einer japanischen Arbeitsgruppe [51] wieder aufgegriffen und weiterentwickelt wurde.

Praktische Durchführung

Der Patient wird vorbereitet wie zur ERCP. Über das Duodenoskop wird der Pankreasgang selektiv kanüliert. Nach i.v.-Bolusgabe von 100 CU Sekretin wird 20 Minuten lang Pankreassekret in zwei

10-Minuten-Fraktionen über den im Pankreashauptgang liegenden Katheter gewonnen. Anschließend wird optional zusätzlich mit CCK (Dosis von den Autoren nicht angegeben) stimuliert und erneut 20 Minuten lang Pankreassekret in zwei 10-Minuten-Fraktionen gesammelt. Das Pankreassekret wird sofort auf Eis gekühlt. Die Bestimmung von Sekretvolumen, Bicarbonat, Amylase und Lipase erfolgt analog zum Sekretin-Pankreozymin-Test.

Aus den bisher vorgelegten Veröffentlichungen geht nicht hervor, ob anschließend an die Sekretgewinnung eine Kontrastmitteldarstellung des Pankreasganges erfolgen soll oder kann. Theoretisch muss dafür ein erhöhtes Risiko für die Auslösung einer akuten post-ERCP-Pankreatitis angenommen werden.

Beurteilung

Der endoskopische Sekretin-Test soll dem konventionellen Pankreasfunktionstest mit Sekretin und duodenaler Intubation praktisch gleichwertig sein[50]. Allerdings wurden diese Ergebnisse bisher nicht reproduziert. Es fehlt ein Konsens über den Stellenwert des Verfahrens ebenso wie eine Standardisierung des Testablaufs. Auf Grund der Ergebnisse früherer Untersuchungen [6] muss eine Differenz im Enzymsekretionsmuster aus Duodenalsaft und reinem Pankreassekret angenommen werden, obgleich deren Genese unklar ist. Aus klinischer Sicht erscheint die Kombination eines Funktionstests mit einem bildgebenden Verfahren (ERCP) attraktiv, da morphologische und funktionelle Verfahren sich nicht ersetzen, sondern ergänzen[36].

1.2.3. Lundh-Test

Der direkte Pankreasfunktionstest nach Lundh [42] ersetzt die exogene hormonelle Pankreasstimulation durch die Verabreichung einer standardisierten Testmahlzeit (6 % Fett, 5 % Protein, 15 % Kohlenhydrate). Durch die endogene Pankreasstimulation kommt es zu einer vermehrten Sekretion von Pankreasenzymen, die im Duodenalsaft über eine vorab gelegte Duodenalsonde zwei Stunden lang fraktioniert gewonnen und bestimmt werden. Eine Absaugung des sauren Magensaftes erfolgt nicht, da infolge der Vermischung der Verdauungssekrete mit der Testmahlzeit eine Bicarbonatbestimmung ohnehin nicht möglich ist. Dieser Mangel und die Tatsache, dass der Test abhängig ist von einer normalen Magen-Darm-Passage und endogenen Hormonfreisetzung, haben dazu geführt, dass der Lundh-Test heute als obsolet angesehen wird.

1.3. Indirekte Pankreasfunktionstests

1.3.1. Elastase-1 im Stuhl

Elastase-1 ist eine Protease des Pankreassekrets, die das Protein Elastin spaltet [62]. Unter den Enzymen des Pankreassaftes macht der Anteil der Elastase-1 nur etwa 6 % aus. Im Gegensatz zu Chymotrypsin weist die Elastase-1 eine bemerkenswert hohe Stabilität während der Darmpassage auf und erscheint beim Gesunden im Stuhl etwa fünf- bis sechsfach konzentriert in einer mittleren Konzentration von 1200 µg/g Feuchtstuhl [63]. Für die Bestimmung der Elastase-1 stehen mehrere kommerziell erhältliche Testkits zur Verfügung. Bedingt durch die einfache praktische Handhabung des Testverfahrens und den relativ günstigen Preis ist versucht worden, die Elastase-1 zum "neuen Gold-Standard" in der Pankreasfunktionsdiagnostik zu erheben.

Praktisches Vorgehen

Als Probenmaterial genügt eine einmalige erbsengroße Stuhlprobe. Für die Analytik werden 100 mg Stuhl in ein Reagenzglas abgewogen, mit Pufferlösung verdünnt und im Rüttelmischer aufgerührt. Die unlöslichen Stuhlpartikel setzen sich ab, der lehm- bis ockerfarbene Überstand wird zur Analytik weiterverwendet. Während beim Einwiegen der Stuhlproben unter einem Abzug gearbeitet werden sollte, tritt nach dem Verdünnen praktisch keine Geruchsbelästigung mehr auf. Da die Elastase-1 mindestens eine Woche lang bei Raumtemperatur stabil ist, kann die Stuhlprobe problemlos mit der Post versandt werden. Die Bestimmung erfolgt mittels ELISA, also ohne radioaktive Tracer. Die verwendeten monoklonalen und neuerdings auch polyklonalen Antikörper erkennen spezifisch die humane Elastase-1; eine Kreuzreaktion mit tierischen Elastasen findet nicht statt. Folglich muss eine Enzymsubstitutionstherapie mit Pankreatin vom Schwein nicht abgesetzt werden. Der Durchlauf des Testansatzes dauert etwa 3 Stunden; bei der üblichen Doppelbestimmung liegen die Kosten für Reagenzien bei etwa 23 Euro für eine Stuhlprobe. Die Abgabe von drei konsekutiven Stuhlproben, wie vom Chymotrypsin bekannt, ist unnötig, da der Test eine sehr niedrige Inter-Assay-Variabilität (8-15 %) aufweist [41, 60].

Beurteilung

Löser et al. [41] legten mit ihrer sorgfältig durchgeführten Studie 1996 die Grundlage für die zunehmende Popularität der Elastase-1. Sie fanden bei einem Cut-off-Wert von 200 µg/g eine Sensitivität der Elastase-1 von 63 % bei leichter Pankreasinsuffizienz und von je 100 % bei mittelschwerer und schwerer Pankreasinsuffizienz; die Spezifität des Tests betrug 93 %. Die korrespondierenden Ergebnisse für Chymotrypsin im Stuhl waren deutlich schlechter; bei einem Cut-off von 3 U/g lag die Sensitivität bei 25 %, 50 % bzw. 64 %, die Spezifität bei 89 %. Die Schweregradeinteilung der exokrinen Pankreasinsuffizienz wurde durch Vergleich mit dem Sekretin-Pankreozymin-Test und der quantitativen Stuhlfettanalyse [32] vorgenommen (Grad I: Enzyme oder Bicarbonat vermindert, Stuhlfett normal; Grad II: Enzyme und Bicarbonat vermindert, Stuhlfett normal; Grad III: Enzyme und Bicarbonat vermindert, Stuhlfett erhöht). Eine kleinere Studie von Katschinski et al.[26] unterstützte die These von Löser et al., während dessen exzellente Ergebnisse jedoch von Amann et al. [2] und Lankisch et al. [35] nicht reproduziert werden konnten. Nach der Untersuchung von Lankisch et al. liegt die Sensitivität der Elastase-1 nur bei 53 % für eine leichte exokrine Pankreasinsuffizienz, bei 37 % für die mittelschwere exokrine Pankreasinsuffizienz und bei 82 % für eine schwere exokrine Pankreasinsuffizienz, bei einer weiterhin guten Spezifität von 94 %. Im Vergleich mit dem Pankreolauryltest und mit der Chymotrypsin-Bestimmung im Stuhl ergaben sich in einer Untersuchung von Domínguez-Muñoz et al. [8] insgesamt deutliche Vorteile für die Elastase-1, allerdings erfasste keines der drei Testverfahren eine (nach ERCP- und CT-Kriterien) erstgradige chronische Pankreatitis. Ein Vergleich mit dem "Gold-Standard" Sekretin-Pankreozymin-Test wurde leider nicht durchgeführt; bei der geringen Fallzahl erscheint es umso mehr problematisch, morphologische mit funktionellen Verfahren zu korrelieren.

Die niedrige Sensitivität bei leichter bis mittelschwerer exokriner Pankreasinsuffizienz ist ein generelles Problem aller indirekten Pankreasfunktionstests. Speziell bietet die Elastase-1-Bestimmung keine dramatischen Vorteile im Vergleich zu den anderen sondenlosen Methoden. Der Hauptvorteil der Elastase-1-Bestimmung liegt in der einfachen praktischen Handhabung. Daher kann die Elastase-1-Messung heute als "erste Stufe" der Pankreasfunktionsdiagnostik empfohlen werden.

Als Nachteil der Elastase-1-Bestimmung sollte auf jeden Fall auf die Fehlermöglichkeit beim Abnehmen der Stuhlprobe (sog. Probenfehler) hingewiesen werden. Bei Diarrhoen muss mit falsch niedrigen Elastase-Werten gerechnet werden. Auch dies ist zwar wiederum ein immanentes Problem bei jeder Art von quantitativer Stuhluntersuchung, in diesem Fall aber insofern besonders ungünstig, als dass gerade bei chronischer Diarrhoe und Malabsorption eine Pankreaserkrankung differentialdiagnostisch relevant ist. Ein Bezug der Elastase-1 auf die Stuhltrockenmasse oder auf einen normalen Stuhlwassergehalt kann helfen, diesen Fehler zu vermeiden [15]. In einer eigenen Untersuchung stellten wir fest, dass mehr als 25 % der routinemäßigen Stuhleinsendungen zur Elastase-Bestimmung einen erhöhten Wassergehalt im Sinne einer Diarrhoe (>85 %) aufwiesen. Nach Gefriertrocknung der Stuhlprobe konnte in 11 % der Diarrhoe-Proben ein falsch positives Ergebnis korrigiert werden.

Als nicht invasiver und einfach durchführbarer Test und insbesondere, da die Bestimmung bereits ab dem zweiten Lebensmonat valide ist, besitzt die Elastase-1 auch bei Zystischer Fibrose (Mukoviszidose) einen hohen Stellenwert [16, 19, 66]. Die meisten Patienten mit Mukoviszidose haben eine schwere exokrine Pankreasinsuffizienz und in der Regel Elastase-Konzentrationen im Stuhl unterhalb der Nachweisgrenze. Dies trifft insbesondere für ΔF508-homozygote Patienten zu [53]

1.3.2. Quantitative Stuhlfettanalyse

Auch wenn das Symptom Steatorrhoe (Stuhlfett > 7 g/24h) historisch gesehen das herausragende Merkmal einer schweren exokrinen Pankreasinsuffizienz darstellt, schließt der fehlende Nachweis einer Steatorrhoe eine fortgeschrittene Pankreasfunktionsstörung nicht aus. Auf Grund der ausgeprägten Funktionsreserve der Bauchspeicheldrüse sind leichte und mittelgradige Einschränkungen der Pankreassekretion klinisch meist kompensiert. Erst bei einer Zerstörung der Bauchspeicheldrüse um mehr als 90 %, einer um mehr als 85 % eingeschränkten Lipasesekretion oder einer Obstruktion des proximalen Pankreasganges tritt eine mangelhafte Digestion in Erscheinung [7]. Dadurch besitzt die Stuhlfettanalyse nur eine begrenzte Sensitivität bei milder oder mäßiger Pankreasinsuffizienz. Liegt keine Steatorrhoe vor, lässt sich häufig nicht einmal eine schwere chronische Pankreatitis mittels der Fettbestimmung zuverlässig erkennen.

Bei klinischen Zweifeln hinsichtlich des Verhältnis von Fettaufnahme zu Fettausscheidung sollte der Fettabsorptionskoeffizient (FCA) bestimmt werden. Dies geschieht nach der simplen Formel (Nahrungsfetteinnahme - Stuhlfett [quantitativ]) : Nahrungsfettaufnahme x 100 [69]. Das praktische Problem hier ist die Bestimmung der Fettaufnahme durch die Nahrung. Dies kann de facto nur durch das Führen eines Nahrungsaufnahmetagebuchs erfolgen – ein Vorgehen, welches auch in den Studien Compliance-Probleme aufweist und wozu die meisten Patienten sich nur mühsam motivieren lassen.

Praktisches Vorgehen

Der Patient muss Pankreatinpräparate eine Woche vor der Stuhlfettanalyse abgesetzt und eine möglichst konstante Ernährung mit 90-120 g Fett pro Tag über mindestens drei Tage eingehalten haben. Um Probenfehler zu minimieren, muss die quantitative Stuhlfettbestimmung im 72-Stunden-Sammelstuhl erfolgen. Der Sammelstuhl wird homogenisiert und das Fett mit organischen Lösemitteln extrahiert. Bei der Methode nach van de Kamer [64] werden nach Esterhydrolyse die freien Fettsäuren titriert.

Auch die NMR-Spektrometrie weist eine hohe Zuverlässigkeit auf, wobei die lästige und unbeliebte Fettextraktion entfallen kann [56]. Die Nahe-Infrarot Reflexionsanalyse (NIRA) stellt einen nützlichen Vorschlag zur Vereinfachung der Stuhlfettbestimmung ohne Fettextraktion dar [61]. Die Methode ist validiert, findet eine höhere Akzeptanz und ermöglicht es neben dem Stuhlfett auch Stickstoff im Stuhl zu messen.

Beurteilung

Ein Stuhlfettgehalt von >7 g/24 Std. gilt als pathologisch und passend zu einer exokrinen Pankreasinsuffizienz. Ab einer Stuhlfettausscheidung von >15 g/Tag ist die Definition einer Steatorrhoe erfüllt [47]. Makroskopisch ist ein Fettstuhl an der hellen Farbe und der glänzenden Oberfläche zu erkennen. Der Geruch ist meist übelriechend, das Stuhlgewicht erhöht.

In der klinischen Routinediagnostik hat die Stuhlfettbestimmung wegen ihrer geringen Sensitivität und Spezifität heute keinen Stellenwert mehr. Auf die Unannehmlichkeiten für den Patienten und das Personal beim Stuhlsammeln wurde schon hingewiesen. Im Rahmen von Studien wird die quantitative Stuhlfettbestimmung jedoch durchaus noch gefordert, hauptsächlich, um die Wirksamkeit von Pankreasenzympräparationen zu überprüfen [32]. Die Steatorrhoe stellt einen wichtigen Parameter für die Schweregradeinteilung einer Pankreasinsuffizienz dar. Bei Vorliegen einer Steatorrhoe >15 g/Tag wird eine durch einen Pankreasfunktionstest bewiesene Insuffizienz der Bauchspeicheldrüse immer als schwergradig eingestuft. Die Stuhlfettanalyse kann aber nicht zwischen einer Maldigestion und einer Malabsorption unterscheiden.

1.3.3. Chymotrypsin im Stuhl

Chymotrypsin ist als proteolytisches Pankreasenzym Bestandteil des Pankreassekrets. Es ist im Gegensatz zu anderen Pankreasenzymen wie Trypsin, Lipase oder Amylase ausreichend stabil gegenüber der Verdauung im Darm, so dass von dem sezernierten Chymotrypsin bis zu 5 % in aktiver Form mit dem Stuhl messbar ausgeschieden werden. Die Menge hängt freilich auch von der Darmpassage, dem Stuhlvolumen, der Darmflora und der Ernährung ab.

Als pathologisch wird eine Aktivität <6 U/g Stuhl angesehen. Mögliche Fehlerquellen, die zu einem falsch positiven Testergebnis führen, sind: Diarrhoe, Malabsorptionssyndrome, Verschlussikterus, Kachexie und Anorexie, eiweißarme Ernährung sowie Magenresektionen. Tierische Pankreatinpräparate enthalten Chymotrypsin; daher muss die Einnahme derartiger Präparate drei Tage vor dem Abgeben der Stuhlprobe unterbrochen werden. Wegen der relativ starken Varianz wird empfohlen, drei konsekutive Stuhlproben zu untersuchen.

Die niedrige Sensitivität der Chymotrypsin-Bestimmung im Stuhl bei leichter exokriner Pankreasinsuffizienz ist lange bekannt [13]. Selbst bei stark verminderter exokriner Pankreasfunktion wurde eine Rate an falsch negativen Befunden von 4 % beschrieben; bei mittelschwerer Pankreasinsuffizienz lag die Rate falsch negativer Befunde bei 15-18 % und bei leichter Pankreasinsufffizienz bei 25-40 % [1].

Als Suchtest war die Bestimmung des Chymotrypsins im Stuhl lange Zeit gebräuchlich und nützlich, sie hat aber in den letzten Jahren zunehmend zugunsten der Elastase-1 im Stuhl an Bedeutung verloren.

1.3.4. Pankreolauryltest

Der Pankreolauryltest gilt als indirekter, nicht invasiver Pankreasfunktionstest mit hoher Praktikabilität [30]. Sein Prinzip beruht auf der Spaltung von Fluorescein-Dilaurat, das oral zusammen mit einer standardisierten Testmahlzeit eingenommen wird. Das Fluorescein-Dilaurat wird durch eine pankreasspezifische Cholesterolesterase im Duodenum gespalten, Fluorescein wird resorbiert und kann im Urin und Serum photometrisch (492 nm) quantitativ bestimmt werden. Die ältere Testversion, bei der Fluorescein im 12-Stunden-Sammelurin gemessen wird, kann nicht mehr empfohlen werden, da Urinsammelfehler bei etwa 10 % der Patienten zu erwarten sind [33, 55]. Zudem ist ein Kontrolltag notwendig, an dem ungebundenes Fluorescein eingenommen und wiederum der Urin über 12 Stunden gesammelt wird. Aus dem Quotienten der Fluorescein-Ausscheidungen an Testtag und Kontrolltag kann dann auf die Pankreasfunktionsleistung geschlossen werden.

Aus diesen Gründen sollte bevorzugt der Pankreolauryl-Serumtest eingesetzt werden.

Praktische Durchführung

Pankreasenzympräparate müssen mindestens drei Tage vor dem Test abgesetzt worden sein. Der Patient erscheint nüchtern im Labor, alternativ kann der Test auch auf der Krankenstation durchgeführt werden. Nach der ersten Blutabnahme (Nullwert) nimmt der Patient das Testfrühstück, bestehend aus einem Brötchen oder 40 g Weißbrot, 20 g Butter, 200 ml Tee und zwei Kapseln (je 0,25 mmol) Fluorescein-Dilaurat zu sich. Die Testkapseln müssen zur Mitte der Mahlzeit eingenommen werden, um eine zuverlässige und zeitgerechte Durchmischung mit dem Speisebrei im Magen zu erreichen. Zur schnelleren Magenentleerung und Prästimulation der Bauchspeicheldrüse werden sogleich 10 mg Metoclopramid und 1 CU Sekretin/kg KG i.v. verabreicht [44]. Innerhalb der folgenden 4 Stunden erfolgt alle 30 Minuten eine Blutentnahme. Im Serum kann schließlich das Fluorescein photometrisch bei 492 nm bestimmt werden. Die maximale Serumkonzentration an Fluorescein, die typischerweise etwa zwei bis vier Stunden nach Testbeginn erscheint, bestimmt das Testergebnis. Konzentrationen <4,5 µg/ml werden als pathologisch angesehen, Konzentrationen <2,5 µg/ml sprechen für eine schwere exokrine Pankreasinsuffizienz.

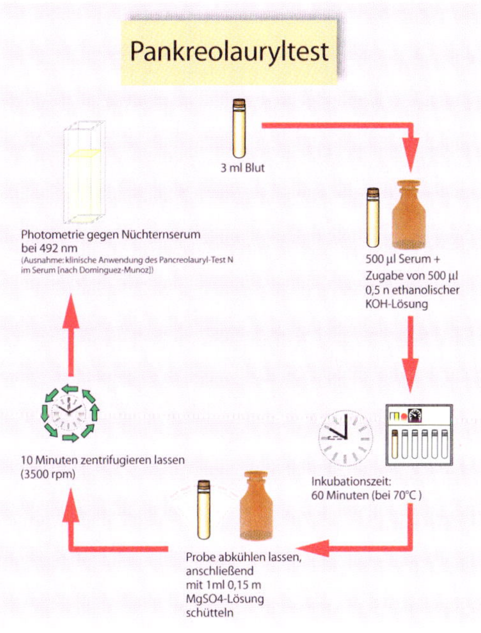

Abb. 1.2: Durchführung des Pankreolauryltest.

Beurteilung

Bei magenresezierten Patienten ist der Test wegen der pankreatikozibalen Asynchronie nicht anwendbar. Auch verschiedene Malabsorptionssyndrome wie Sprue, Morbus Crohn, und Störungen des Galleflusses können zu falsch positiven Testergebnissen führen. Testspezifische Fehlerquellen sind neben der inkorrekten Einnahme der Testkapseln und (beim Urintest) Fehlern beim Urinsammeln auch hier eine individuell verschiedene Magenentleerung.

Bei Patienten mit chronischer Pankreatitis liegt die Sensitivität des Serum-Pankreolauryltests bei 82 %, die Spezifität bei 91 %. Die Sensitivität für die Untergruppe mit leichtgradiger chronischer Pankreatitis beträgt aber nur 52 % [10]. 1998 wurde von Domínguez-Muñoz und Malfertheiner [9] eine Modifikation des Pankreolauryltests im Serum vorgeschlagen, um die Sensitivität bei leichtgradiger chronischer Pankreatitis zu erhöhen. Dabei wird das Sekretin 1 CU/kg KG *vor* dem Testfrühstück verabreicht, Metoclopramid im Anschluss. Durch die Prästimulation der Bauchspeicheldrüse soll ein Auswaschen von enzymreichem präformiertem Pankreassekret erreicht werden, so dass die nachfolgende Digestion des Testsubstrats nur von der Fähigkeit des Pankreas zur de-novo-Enzymsynthese abhängt. Außerdem wird der Inhalt der Testkapseln zusammen mit der Butter auf dem Brötchen oder Weißbrot ausgestrichen, um eine noch bessere Durchmischung mit dem Chymus zu erreichen. Weiterhin wird nicht ein vorab bekannter Standard-Kalibrierungsfaktor für die photometrische Messung der Fluoresceinkonzentration im Serum verwendet, sondern für jeden Patienten eigens ein Kalibrierungsfaktor aus dem Nullwert-Serum ermittelt. Durch diese Maßnahmen konnte die Sensitivität des Serum-Pankreolauryltests bei leichtgradiger chronischer Pankreatitis von 46 % auf 75 %, bei mittelgradiger chronischer Pankreatitis von 71 % auf 100 % gesteigert werden; die Spezifität blieb unverändert bei 81 %. Einschränkend muss jedoch erwähnt werden, dass bisher keine anderen Arbeitsgruppen über Erfahrungen mit dieser Testmodifikation berichteten, und dass keine direkte Korrelation mit dem direkten Pankreasfunktionstest (Sekretin-Pankreozymin-Test) erfolgte.

1.3.5. Aminosäurenverbrauchstest

Der Aminosäuren-Verbrauchstest misst als bemerkenswertes und elegantes Testprinzip den Abfall der Plasma-Aminosäurenspiegel durch die hohe Proteinbiosyntheserate der Bauchspeicheldrüse. Das Pankreas besitzt keine ausreichenden Speicher für präformierte Enzyme, sondern produziert den Großteil der sezernierten Enzyme unter Stimulationsbedingungen de novo aus Aminosäuren [21]. Da die basalen Plasmaspiegel der Aminosäuren niedrig sind, resultiert unter Stimulation ein transientes Absinken. Bei exokriner Pankreasinsuffizienz werden weniger Enzyme synthetisiert und der Abfall der Plasma-Aminosäuren fällt geringer aus. Domschke et al. nutzten dieses Phänomen 1986 für einen neu entwickelten Pankreasfunktionstest [12].

Praktisches Vorgehen

Auch für den Aminosäurenverbrauchstest sollte der Patient Pankreasenzyme drei Tage zuvor abgesetzt haben, um eine mögliche negative Rückkopplung auf die Pankreassekretion auszuschließen. Der Patient erscheint morgens nüchtern zum Test, dann wird eine Venenkanüle zur Blutentnahme angelegt. Nach zwei basalen Blutabnahmen im Abstand von 30 Minuten erfolgt die erste hormonelle Stimulation mit Sekretin 1 CU/kg Körpergewicht als Bolus i.v., gefolgt von zwei Blutentnahmen im Abstand von 30 Minuten. Danach verabreicht man Sekretin 1 CU/kg Körpergewicht zusammen mit Cholezystokinin 1 IU/kg Körpergewicht oder Caerulein 12 µg als Dauerinfusion über eine Stunde, begleitet von drei Blutentnahmen im Abstand von jeweils 15 Minuten. Die abschließende Blutentnahme erfolgt 30 Minuten nach Ende der Infusion.

Die heparinisierten Blutproben müssen sofort zentrifugiert werden. Das Plasma wird mit 10 %iger Sulfosalicylsäure enteiweißt. Die gelösten Aminosäuren werden als α-Amino-Stickstoff mit der Ninhydrin-Farbreaktion dargestellt und photometrisch bestimmt (λ=570 nm). Da die absoluten Plasma-Aminosäurenkonzentrationen individuell recht unterschiedlich sind, wird der relative Abfall gegenüber dem Basalwert beurteilt. Bei Gesunden sollte die Aminosäurenkonzentration um mehr als 12 % absinken.

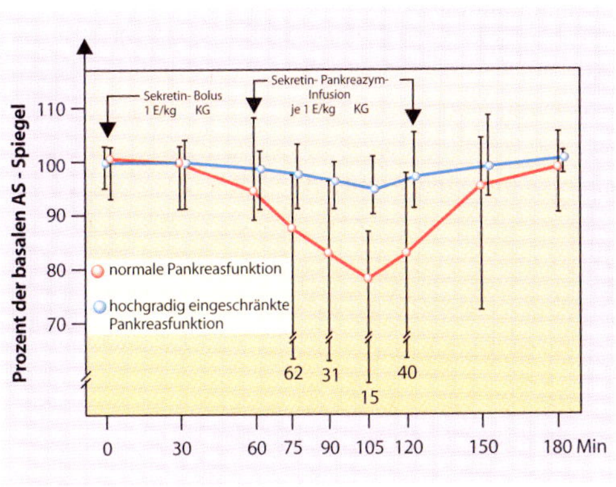

Abb. 1.3: Aminosäurespiegel im Plasma - dargestellt als α-Amino-Stickstoff - reagieren auf Stimulation des exokrinen Pankreas: Ansätze für einen Pankreasfunktionstest (Heptner G et al. [24]. Mit Genehmigung der Autoren).

Beurteilung

Vorteil des Testverfahrens ist die Unabhängigkeit von einer normalen gastroduodenalen Anatomie, d. h. der Test kann auch nach Magenresektion oder bei Magenentleerungsstörungen angewandt werden [23]. Domschke et al.[12] fanden eine Sensitivität des Verfahrens von 67 % bei leichter exokriner Pankreasinsuffizienz und 100 % bei mittelschwerer und schwerer exokriner Pankreasinsuffizienz; die Spezifität war 100 %. Auch Gullo et al. [20] berichteten über positive Erfahrungen mit der Methode. Leider konnten andere Arbeitsgruppen diese exzellenten Ergebnisse nicht bestätigen [27, 38, 46], so dass die Wertigkeit des Aminosäuren-Verbrauchstest derzeit nicht als allgemein anerkannt gilt. Möglicherweise liegt eine Ursache für die schlechte Reproduzierbarkeit auch in der störanfälligen Laboranalytik, die eine hohe Sorgfalt voraussetzt. Da es sich um sehr niedrige absolute Aminosäurenkonzentrationen handelt, können bereits geringe Proteinbeimengungen im Plasma (z. B. durch Hämolyse oder unvollständiges Enteiweißen) zu erheblichen Fehlern führen.

1.3.6. Atemtests

Atemtests messen die Konzentration von Wasserstoffgas (H_2) oder von markiertem Kohlendioxid (CO_2) in der Ausatemluft nach oraler Verabreichung eines entsprechenden Substrats. H_2-Atemtests mit Kohlenhydraten sind in der Funktionsdiagnostik von Dünndarmerkrankungen fest etabliert. Zur Diagnostik einer Maldigestion sind sowohl mit dem radioaktiven Kohlenstoffisotop ^{14}C als auch mit dem nicht-radioaktiven Isotop ^{13}C markierte Substrate untersucht worden.

Markierte Lipide korrelieren im Atemtest gut mit dem Vorhandensein einer Steatorrhoe. Die Atemtests mit Triolein, Trioktanoin oder Tripalmitin als Substrate erreichen jedoch keine ausreichende Sensitivität, um als Pankreasfunktionstest nützlich zu sein.

Der ^{13}C-Mischtriglycerid-Atemtest sei hier exemplarisch näher erläutert:

^{13}C-Mischtriglycerid-Atemtest

Dazu wird ein synthetisches Triglycerid mit zwei Stearinsäureresten in 1- und 3-Position sowie einem ^{13}C-markierten Oktanoatrest in 2-Position verwendet [65]. Der entscheidende Schritt in der Verdauung der Substanz ist die Hydrolyse der zwei Stearylgruppen durch pankreatische Lipase. Die Testsubstanz wird mit 0,25 g Butter/kg KG vermischt auf 100 g Toastbrot gestrichen und als Testfrühstück verabreicht. Anschließend wird sechs Stunden lang alle 30 Minuten eine Atemluftprobe abgenommen. Die Menge an $^{13}CO_2$ in der Ausatemluft korreliert gut mit dem Lipase-Output im Sondentest. Vantrappen et al. [65] berichteten in ihrer Untersuchung über eine Sensitivität des Tests von 89 % bei einer Spezifität von 81 %. Die Patienten mit Pankreaserkrankungen wiesen jedoch deutlich verminderte Enzymsekretionsleistungen im Sondentest auf. Es fanden sich mannigfaltige Ursachen für falsch positive Ergebnisse (verminderte $^{13}CO_2$-Exhalation): Magenentleerungsstörungen bei Diabetikern, vorausgegangene Magenresektion, Malabsorption durch Sprue, langsamere Oxidation der kurzkettigen Fettsäuren bei Diabetikern und verminderte Fettsäureoxidation bei schweren Leberstoffwechselstörungen. Theoretisch sind auch Fehler durch Lungenkrankheiten, die den Gasaustausch beeinträchtigen, zu bedenken. Ähnliches gilt für den Atemtest mit Cholesteryl-^{14}C-Oktanoat [5], bei dem selbst bei "leichtgradiger Steatorrhoe" normale $^{14}CO_2$-Exhalationswerte zu finden waren, und den ^{13}C-Hiolein-Atemtest, der ein zwölfstündiges Sammeln der Ausatemluft erforderlich macht [37]. Die Sensitivität des ^{13}C-Mischtriglycerid-Atemtests liegt im Vergleich zu den Stuhltests mit 69-81 % zwischen der Sensitivität der Chymotrypsin- (56 %) und der Elastase-1-Bestimmung (92 %) [40].

Der ^{13}C-Stärke-Atemtest kann zwar die Stärkeverdauung messen und korreliert mit der Amylase-Sekretionsleistung im direkten Pankreasfunktionstest[25], weist aber für den klinischen Gebrauch eine viel zu niedrige Sensitivität und Spezifität auf und ist daher für die Diagnostik bei chronischer Pankreatitis wenig geeignet. Dies trifft auch für den H_2-Atemtest mit Reismehl zu, obwohl dieser in einer Untersuchung von Patel et al. (bei geringer Fallzahl) besser beurteilt wurde als der Bentiromid-Test [52]. H_2-Atemtests fallen zudem naturgemäß auch bei Dünndarmerkrankungen mit Malabsorption pathologisch aus [28].

Die derzeit verfügbaren Atemtests eignen sich damit allenfalls zur Verlaufskontrolle einer Enzymsubstitutionstherapie [48] oder als Ersatz für die Stuhlfettbestimmung. Für die diversen Atemtests sind jedoch bislang jeweils zu wenig valide Daten vorgelegt worden, um ein bestimmtes Verfahren zur Routineanwendung zu empfehlen.

Da als Messverfahren bei Atemtests mit markiertem Kohlenstoff üblicherweise die Massenspektrometrie oder (beim ^{14}C-Isotop) die Szintillationszählung verwendet wird, ist das Testverfahren abhängig von der Verfügbarkeit eines entsprechenden Gerätes. Eine Alternative sind möglicherweise in Zukunft Atemtests, die ein isotopen-spezifisches Infrarot-Spektrometer verwenden, wenn messtechnische Schwierigkeiten überwunden werden können [3]. Problematisch ist auch der relativ hohe Preis der markierten Substrate.

1.4. Pankreasenzyme im Serum

Es ist bereits sehr früh aufgefallen, dass bei fortgeschrittener chronischer Pankreatitis die Serumspiegel von Amylase und Lipase erniedrigt sind [58]. In den 1970er und 1980er Jahren wurde mehrfach versucht, diese Beobachtung als diagnostisches Instrument auszunutzen. Besonders die Bestimmung der Pankreas-Isoamylase und des immunoreaktiven Trypsins im Serum weist eine hohe Spezifität auf [34], reicht aber wegen ihrer niedrigen Sensitivität von nur 45 % bzw. 42 % zur Diagnostik einer exokrinen Pankreasinsuffizienz nicht aus. Auch Kombinationen von Serumenzymen, wie das Serum-Amylase-/Lipase-Verhältnis [11] können allenfalls das Spätstadium einer chronischen Pankreatitis sicher erfassen. Die erhöhte pankreatische Elastase-1 im Serum dient der Diagnose einer akuten Pankreatitis; erniedrigte Serumkonzentrationen wurden bei Pankreaserkrankungen bisher nicht berichtet. Mit dem derzeit gebräuchlichen ELISA-Test liegen jedoch die Elastase-1-Serumkonzentrationen bereits bei Gesunden unterhalb der Nachweisgrenze.

Der Stellenwert der Serumenzymbestimmung in der Diagnostik der exokrinen Pankreasinsuffizienz ist daher gering.

1.5. Zusammenfassung

In den meisten Fällen dienen die Pankreasfunktionstests dazu, in Ergänzung zu den bildgebenden Verfahren die Diagnose einer chronischen Pankreatitis zu stellen (☞ Tab. 1.1). Mit Ausnahme des Sekretin-Pankreozymin-Tests sind sie nicht in der Lage, frühe Formen der chronischen Pankreatitis zu erkennen. Bei guter Spezifität fehlt es an einer ausreichenden Sensitivität der indirekten Pankreasfunktionstests (☞ Tab. 1.4).

Test		Sensitivität [%]	Spezifität [%]
Direkte Stimulation	Sekretin-Cholecystokinin-Test	89-97	>90
	Endoskopischer Sekretin-Test	77 %	k. A.
Indirekte (orale) Stimulation	Pankreolauryl-Test	39-100	55-100
Stuhltest	Elastase-1	37-100	93
	Chymotrypsin	25-96	84

Tab. 1.4: Diagnostische Treffsicherheit wichtiger Pankreasfunktionstests [nach 35, 43, 49, 67].
k. A. = keine Angaben.

In Deutschland hat in den letzten Jahren die Elastase-1 im Stuhl zunehmende Verbreitung gefunden und die Bestimmung von Chymotrypsin und die quantitative Stuhlfettanalyse praktisch vollständig abgelöst. Als oraler Funktionstest kann der Pankreolauryl-Test empfohlen werden, wenn die anatomisch und funktionelle Integrität des oberen Gastrointestinaltraktes erhalten ist. Allerdings sollte der Urinanalyse die Fluorescein-Bestimmung im Serum vorgezogen werden. Goldstandard bleibt vorläufig die Pankreasfermentsonde, insbesondere zum Nachweis einer mild oder moderat eingeschränkten Funktion der Bauchspeicheldrüse. Die Sensitivität dieses invasiven direkten Sondentests ist der ERCP mindestens gleichwertig, die als zuverlässigste bildgebende Methode gilt, eine chronische Pankreatitis zu diagnostizieren. Leider wird der Sekretin-Pankreozymin-Test nur in einigen pankreatologisch spezialisierten Zentren durchgeführt. Mit keinem der genannten Funktionstests der Bauchspeicheldrüse ist es möglich, zwischen einer chronischen Pankreatitis und dem Pankreaskarzinom zu differenzieren.

1.6. Literaturverzeichnis

1. Ammann RW, Akovbiantz A, Häcki W, Largiadèr F, Schmid M. Diagnostic value of the fecal chymotrypsin test in pancreatic insufficiency, particularly chronic pancreatitis: correlation with the pancreozymin-secretin test, fecal fat excretion and final clinical diagnosis. Digestion 1981; 21: 281-289.

2. Amann ST, Bishop M, Curington C, Toskes PP. Fecal pancreatic elastase 1 is inaccurate in the diagnosis of chronic pancreatitis. Pancreas 1996; 13: 226-230.

3. Boedecker C, Goetze O, Pfaffenbach B, Luypaerts A, Geypens B, Adamek RJ. ^{13}C mixed-triglyceride breath test: isotope selective non-dispersive infrared spectrometry in comparison with isotope ratio mass spectrometry in volunteers and patients with chronic pancreatitis. Scand J Gastroenterol 1999; 34: 1153-1156.

4. Burton P, Evans DG, Harper AA, Howat HT, Oleesky S, Scott JE, Varley H. A test of pancreatic function in man based on the analysisi of duodenal contents after administration of secretin and pancreozymin. Gut 1960; 1: 111-124.

5. Cole SG, Rossi S, Stern A, Hofmann AF. Cholesteryl octanoate breath test. Preliminary studies on a new noninvasive test of human pancreatic exocrine function. Gastroenterology 1987; 93: 1372-1380.

6. Dagorn JC, Sahel J, Sarles H. Nonparallel secretion of enzymes in human duodenal juice and pure pancreatic juice collected by endoscopic retrograde catheterization of the papilla. Gastroenterology 1977; 73: 42-45.

7. DiMagno EP, Go VL, Summerskill WHJ. Relation between pancreatic outputs and malabsorption in severe pancreatic insufficiency. N Engl J Med 1973; 288: 813-815.

8. Domínguez-Muñoz JE, Hieronymus C, Sauerbruch T, Malfertheiner P. Fecal elastase test: evaluation of a new noninvasive pancreatic function test. Am J Gastroenterol 1995; 90: 1834-1837.

9. Domínguez-Muñoz JE, Malfertheiner P. Optimized serum pancreolauryl test for differentiating patients with and without chronic pancreatitis. Clin Chem 1998; 44: 869-875.

10. Domínguez-Muñoz JE, Pieramico O, Büchler M, Malfertheiner P. Clinical utility of the serum pancreolauryl test in diagnosis and staging of chronic pancreatitis. Am J Gastroenterol 1993; 88: 1237-1241.

11. Domínguez-Muñoz JE, Pieramico O, Büchler M, Malfertheiner P. Ratios of different serum pancreatic enzymes in the diagnosis and staging of chronic pancreatitis. Digestion 1993; 54: 231-236.

12. Domschke S, Heptner G, Kolb S, Sailer D, Schneider MU. Domschke W. Decrease in plasma amino acid level after secretin and pancreozymin as an indicator of exocrine pancreatic function. Gastroenterology 1986; 90: 1031-1038.

13. Dürr HK, Otte M, Forell MM, Bode JC. Fecal chymotrypsin: a study on ist diagnostic value by comparison with the secretin cholecystokinin test. Digestion 1978; 17: 404-409.

14. Fine KD, Kreijs GJ, Fordtran JS. Diarrhea. in: Sleisenger MH, Fordtran JS (eds.). Gastrointestinal disease. Pathophysiology/diagnosis/management. W. B. Saunders Co., Philadelphia 1993, 1043-1072.

15. Fischer B, Wehler M, Müller M, Hahn EG, Schneider HT: Elastase-1 in feces: Lyophilization of stool samples may prevent false low results in diarrhea. Gastroenterology 1998; 114: A457.

16. Fischer B, Löhr M, Hahn EG, Liebe S. Moderne Nachweismethoden der exokrinen Pankreasinsuffizienz bei Mukoviszidose. Pneumologie 1996; 50: 812-814.

17. Greenberger NJ, Toskes PP, Isselbacher KJ. Acute and chronic pancreatitis. in: Wilson JD, Braunwald E, Isselbacher KJ, Petersdorf RG, Martin JB, Fauci AS, Root RK (eds.). Harrison's Principles of Internal Medicine, McGraw-Hill Inc., 12th ed. 1991: 1372-1383.

18. Gregg JA. The intraductal secretin test: an adjunct to ERCP. Gastrointest Endoscopy 1982; 28: 199-203.

19. Gullo L, Graziano L, Babbini S, Battistini A, Lazzari R, Pezzilli R. Faecal elastase 1 in children with cystic fibrosis. Eur J Pediatr 1997; 156: 770-772.

20. Gullo L, Pezzilli R, Ventrucci M, Barbara L. Caerulein induced plasma amino acid decrease: a simple, sensitive, and specific test of pancreatic function. Gut 1990; 31: 926-929.

21. Hansson E. The formation of pancreatic juice proteins studied with labeled amino acids. Acta Physiol Scand 1959; 46: 3-99.

22. Hayakawa T, Kondo T, Shibata T, Noda A, Suzuki T, Nakano S. Relationship between pancreatic exocrine

function and histological changes in chronic pancreatitis. Am J Gastroenterol 1992; 87: 1170-1174.

23. Heptner G, Domschke S, Domschke W. Exocrine pancreatic function after gastrectomy: specificity of indirect tests. Gastroenterology 1989; 97: 147-153.

24. Heptner G, Domschke S, Schneider MU, Kolb, Domschke W. Aminosäurespiegel im Plasma - dargestellt als α-Amino-Stickstoff - reagieren auf Stimulation des exokrinen Pankreas: Ansätze für einen Pankreasfunktionstest. Klin Wochenschr 1987; 65: 1054-1061.

25. Hiele M, Ghoos Y, Rutgeerts P, Vantrappen G. Starch Digestion in normal subjects and patients with panceatic disease, using a $^{13}CO_2$ breath test. Gastroenterology 1989; 96: 503-509.

26. Katschinski M, Schirra J, Bross A, Göke B, Arnold R. Duodenal secretion and fecal excretion of pancreatic elastase-1 in healthy humans and patients with chronic pancreatitis. Pancreas 1997; 15: 191-200.

27. Kemmer TP, Malfertheiner P, Häberle H, Pohlandt F, Friess H, Büchler M, Ditschuneit H. Die diagnostische Wertigkeit des Aminosäurenabsorptionstests beim Nachweis einer exokrinen Pankreasfunktionsstörung. Z Gastroenterol 1992; 30: 391-396.

28. Kerlin P, Wong L, Harris B, Capra S. Rice flour, bre ath hydrogen, and malabsorption. Gastroenterology 1984; 87: 578-585.

29. Lagerlöf HO. Pancretic function and pancreatic disease: study by means of secretin. Acta Med Scand 1942; 128: 1-289.

30. Lankisch PG. Diagnosestandards bei chronischer Pankreatitis. Exokrine Pankreasfunktionstests. Ergebn Gastroenterol Verh Bd 1991; 26: 58-61.

31. Lankisch PG. Pankreasfunktionstests - Ist der Beste gerade gut genug? Dt Ärztebl 1999; 96: A-344-346.

32. Lankisch PG. Function tests in the diagnosis of chronic pancreatitis. Critical evaluation. Int J Pancreatol 1993; 14: 9-20.

33. Lankisch PG, Brauneis J, Otto J, et al. Pancreolauryl and PABA tests. Are serum tests more practicable alternatives to urine tests in the diagnosis of exocrine pancreatic insufficiency? Gastroenterology 1986; 80: 350-354.

34. Lankisch PG, Koop H, Otto J. Estimation of serum pancreatic isoamylase: its role in the diagnosis of exocrine pancreatic insufficiency. Am J Gastroenterol 1986; 81: 365-368.

35. Lankisch PG, Schmidt I, König H, Lehnick D, Knollmann R, Löhr M, Liebe S. Faecal elastase 1: not helpful in diagnosing chronic pancreatitis associated with mild to moderate exocrine pancreatic insufficiency. Gut 1998; 42: 551-554.

36. Lankisch PG, Seidensticker F, Otto J, Lübbers H, Mahlke R, Stöckmann F, Fölsch UR, Creutzfeldt W: Secretin-pancreozymin test (SPT) and endoscopic retrograde cholangiopancreatography (ERCP): Both are necessary for diagnosing or excluding chronic pancreatitis. Pancreas 1996; 12: 149-152.

37. Lembcke B, Braden B, Caspary WF. Exocrine pancreatic insufficiency: accuracy and clinical value of the uniformly labelled ^{13}C-hiolein breath test. Gut 1996; 39: 668-674.

38. Lembcke B, Konle O, Duan LP, Caspary WF. Lack of accuracy of plasma α-amino nitrogen profiles as an indicator of exocrine pancreatic function both after continuous and bolus stimulation of the pancreas with secretin and cholecystokinin-pancreozymin. Z Gastroenterol 1994; 32: 679-683.

39. Löhr M. Pankreas: Gutachterliche Stellungnahme. in: Hahn EG, Riemann JF (Hrsg.). Klinische Gastroenterologie. Thieme Verlag Stuttgart, 3. A. 1996: 216-1223

40. Löser C, Brauer C, Aygen S, Hennemann O, Fölsch UR. Comparative clinical evaluation of the ^{13}C-mixed triglyceride breath test as an indirect pancreatic function test. Scand J Gastroenterol 1998; 33: 327-334.

41. Löser C, Möllgaard A, Fölsch UR. Faecal elastase 1: a novel, highly sensitive, and specific tubeless pancreatic function test. Gut 1996; 39: 580-586.

42. Lundh G. Pancreatic exocrine function in neoplastic and inflammatory disease: a simple and reliable new test. Gastroenterol 1962; 42: 275-280.

43. Malfertheiner P, Glasbrenner B. Exokrine Pankreasfunktionstests. In: Mössner J, Adler G, Fölsch UR, Singer MV (Hrsg.): Erkrankungen des exkretorischen Pankreas. G. Fischer Verlag Jena/Stuttgart 1995: 147-159.

44. Malfertheiner P, Büchler M, Müller A, Ditschuneit H. Fluoresceindilaurat-Serumtest nach Metoclopramid- und Sekretinstimulation zur Pankreasfunktionsprüfung. Beitrag zur Diagnose der chronischen Pankreatitis. Z Gastroenterol 1987; 25: 225-232.

45. Malfertheiner P, Büchler M, Stanescu A, Ditschuneit H. Exocrine pancreatic function in correlation to ductal and parenchymal morphology in chronic pancreatitis. Hepatogastroenterol 1986; 33: 110-114.

46. Maringhini A, Nelson DK, Jones JD, DiMagno EP. Is the plasma amino acid consumption test an accurate test of exocrine pancreatic insufficiency? Gastroenterology 1994; 106: 488-493.

47. Mössner J, Keim V, Niederau C, Büchler M, Singer MV, Lankisch PG, Göke B. Leitlinien zur Therapie der chronischen Pankreatitis. Konsensuskonferenz der Deutschen Gesellschaft für Verdauungs- und Stoffwechselkrankheiten, Halle, 21.-23. November 1996. Z Gastroenterol 1998; 36: 359-367.

48. Mundlos S, Kühnelt P, Adler G. Monitoring enzyme replacement treatment in exocrine pancreatic insufficiency using the cholesteryl octanoate breath test. Gut 1990; 31: 1324-1328.

49. Niederau C, Grendell JH. Diagnosis of chronic pancreatitis. Gastroenterology 1985; 88: 1973-1995.

50. Ochi K, Harada H, Mizushima T, Tanaka J, Matsumoto S. Intraductal secretin test is as useful as duodenal secretin test in assessing exocrine pancreatic function. Dig Dis Sci 1997; 42: 492-496.

51. Ochi K, Harada H, Tanaka J, Ishibashi, T, Oka H, Miyake H, Kimura I. Exocrine pancreatic function test by endoscopic retrograde aspiration of pure pancreatic juice. Gastroenterol Japon 1988; 23: 304-311.

52. Patel VP, Jain NK, Agarwal N, Gee Varghese PF, Pitchumoni CS. Comparison of bentiromide test and rice flour breath hydrogen test in the detection of exocrine pancreatic insufficiency. Pancreas 1986; 1: 172-175.

53. Phillips IJ, Rowe DJ, Dewar P, Connett GJ. Faecal elastase 1: a marker of exocrine pancreatic insufficiency in cystic fibrosis. Ann Clin Biochem 1999; 36: 739-742.

54. Rabenstein T, Schneider HT, Bulling D, Nicklas M, Katalinic A, Hahn EG, Martus P, Ell C. Analysis of the risk factors associated with endoscopic spincterotomy techniques : Preliminary results of a prospective study, with emphasis on the reduced risk of acute pancreatitis with low-dose anticoagulation treatment. Endoscopy 2000; 32: 10-19.

55. Rosemeyer D, Brackmann P, de Boer H, Freitag J, Koblitz DK, Müller K. 1000 Pancreolauryl-Tests: Beurteilung von Sensitivität, Spezifität und Verwendbarkeit in der klinischen Routine. Z Gastroenterol 1986; 24: 635-644.

56. Schneider MU, Demling L, Jones SA, Barker PJ, Domschke S, Heptner G, Domschke W. NMR Spectrometry. A new method for total stool fat quantification in chronic pancreatitis. Dig Dis Sci 1987; 32; 494-499.

57. Shwachman H, Diamond LK, Oski FA, Khaw KT. The syndrome of pancreatic insufficiency and bone dysfunction. J Pediatr 1964; 65: 645-663.

58. Skude G, Eriksson S. Serum isoamylases in chronic pancreatitis. Scand J Gastroenterol 1976; 11; 525-527.

59. Stein, J.: Where to place human elastase-1 in the diagnosis of pancreatic insufficiency. Z Gastroenterol S4 (1996) 6-10.

60. Stein J, Jung M, Sziegoleit A, Zeuzem S, Caspary WF, Lembcke B. Immunoreactive elastase 1: clinical evaluation of a new noninvasive test of pancreatic function. Clin Chem 1996; 42: 1222-226.

61. Stein J, Purschian B, Bieniek U, Caspary WF, Lembcke B. Near-infrared reflectance analysis: a new dimension in the investigation of malabsorption syndromes. Eur J Gastroenterol Hepatol 1994; 6: 889-894.

62. Sziegoleit A. A novel proteinase from human pancreas. Biochem J 1984; 219: 735-42.

63. Sziegoleit A, Krause E, Klör HU, Kranacher L, Linder D. Elastase 1 and chymotrypsin B in pancreatic juice and feces. Clin Biochem 1989; 22: 85-89.

64. Van de Kamer JH, Ten Bokkel Huining H, Weyers HA. Rapid method for the determination of fat in the feces. J Biol Chem 1949; 177: 347-355.

65. Vantrappen GR, Rutgeerts PJ, Ghoos YF, Hiele MI. Mixed triglyceride breath test: a noninvasive test of pancreatic lipase activity in the duodenum. Gastroenterology 1989; 96: 1126-1134.

66. Walkowiak J, Cichy WK, Herzig KH. Comparison of fecal elastase-1 determination with the secretin-cholecystokinin test in patients with cystic fibrosis. Scand J Gastroenterol 1999; 34; 202-207.

67. Wehler M, Hahn EG. Quantitative Funktionsdiagnostik des Pankreas. In: Hahn EG, Riemann JF (Hrsg.). Klinische Gastroenterologie. Thieme Verlag Stuttgart, 3. A. 1996: 109-115.

68. Malfertheiner P, Glasbrenner B. Exokrine Pankreasfunktionstests. In: Mössner J, Adler G, Fölsch UR, Singer MV (Hrsg.). Erkrankungen des exkretorischen Pankreas. G. Fischer Verlag Jena/Stuttgart 1995: 147-159

69. Hill CM (Hrsg.): Practical Guidelines for Cystic Fibrosis Care. Churchill Livingstone, Edinbourgh 1998

Pankreasenzyme

2. Pankreasenzyme

2.1. Die Geschichte der Pankreasenzyme und der Enzymsubstitution

Wer war der Erste? Diese Frage ist immer spannend. Für die Entdeckung der Bauchspeicheldrüse kann sie aber ganz genau nicht geklärt werden. Gesichert ist: es war ein Grieche: ob nun Hippokrates oder Herophilus oder Eudemus – es geschah im 4. Jahrhundert vor Christus. Sie nannten es παν κρεος (ganz aus Fleisch); es wurde von den Griechen auch ‚schönes Fleisch' genannt. Eudemus hatte – so wird überliefert – bereits eine ziemlich gute Vorstellung von der Funktion des Pankreas:

> *"es fließe aus ihr [der Bauchspeicheldrüse] ein dem Speichel ähnliche und zur Beförderung der Verdauung bestimmte Flüssigkeit in den Darmcanal"* [73].

Diese Erkenntnis ging für über 1800 Jahre verloren!

Von Galen (2. Jahrhundert n. Chr.), der die Medizin im Mittelalter des gesamten christlichen Abendlandes bis zur ‚Aufklärung' durch die Araber prägte, ist überliefert, dass er das Pankreas für ein Polster hielt.

Interessant wurde es erst wieder im 17. Jahrhundert, als Johann Georg Wirsung einen Gang in der Bauchspeicheldrüse entdeckte:

> "Mit dem genannten Gange verhält es sich also: *"Die Oeffnung oder Anfang, wenn man den Anfang da setzen darf, wo sich der grössere Stamm befindet, liegt bemerkenswert im Duodenum neben dem Gallengange. Die Sonde kann man vom Darme aus gegen das Pankreas nur schwer, von diesem aber zum Darme leicht einführen und geht durch die Mitte des ganzen Pankreas, der Länge nach gegen die Milz hin, hat unzählige Verästelungen und endlich ganz kleine Zweiglein bis an die Wand hin, oberhalb, unten und unterhalb der Milzgefässe, schickt von sich durch das Pankreas selbst geschlängelte aus, tritt aber nicht in die Milz ein. Soll ich ihn Arterie oder Vene nennen? Blut fand ich nie in demselben, sondern einen trüben Saft, der auf die silberne Sonde wie eine ätzende Flüssigkeit wirkte. Dies ist die Thatsache"* [73].

Im 18. Jahrhundert passierte auf dem Gebiet zur Erforschung der Bauchspeicheldrüse nicht viel. Sömmering (1791) prägte in seiner Schrift *'Vom Baue des menschlichen Körpers'* den deutschen Begriff 'Bauchspeicheldrüse' in Analogie zu den Speicheldrüsen im Mund [73].

Magendie (1816) sowie Leuret & Lassaigne (1825) beschrieben den Pankreassaft als alkalisch und eiweißreich; die Ähnlichkeit zum Mundspeichel wurde verfestigt. Für die deutschen Forscher Tiedemann & Gmelin (1826) hingegen war der Bauchspeichel unterschiedlich vom Mundspeichel – und leicht sauer. Sie stellten darüber hinaus fest:

> *"Der an Eiweißstoff sehr reiche pankreatische Saft trägt höchstwahrscheinlich zur Assimilation des Chymus im dünnen Darme bei, indem seine an Stickstoff reichen materialien sich dem Chymus beimischen und mit den vollständig aufgelösten Theilen desselben eingesaugt werden".*

Purkinje & Pappenheim (1836) behaupteten, dass ein Verdauungsstoff für Eiweißkörper im Pankreassaft sei. Valentin (1844) bestätigte die stärkespaltende Wirkung des 'Zaubersaftes'. Es folgte eine Reihe von Versuchen im Reagenzglas, vor allem durch Eberle (1834), der eine künstliche Verdauung 'in vitro' herbeiführte und herausfand, dass der "Pankreassaft" die Eigenschaft hat, ein Stärke-Gemisch so zu verändern, dass es einen zuckersüßen Geschmack bekommt und Fette emulgiert [73].

In der Zwischenzeit konnten auch krankhafte Zustände der Bauchspeicheldrüse zugeordnet werden; bisher hatte man keine Krankheit oder Symptome mit dem Pankreas schlüssig in Verbindung gebracht. Pemberton (1810) beschrieb bei Pankreaserkrankungen häufig eine auffällige Abmagerung; Kuntzmann (1820) erkannte den Zusammenhang zwischen Fettstühlen und Pankreaserkrankungen. Claessen (1842) in seiner Schrift *'Die Krankheiten der Bauchspeicheldrüse'* glaubte Hinweise für die (Lebens-) Wichtigkeit des Pankreas gefunden zu haben [25].

Der Schleier des Nichtwissens über die Funktion des Organs lichtete sich deutlich mit Claude Bernard, der 1856 in seiner Schrift *‚Mémoires sur le pancreas'* aufzeigte, dass der Pankreassaft nicht nur

Fette emulgiert, sondern diese auch spaltet. Er wies nachdrücklich auf die Universalfunktion des Pankreas für die Verdauung hin und war der erste, der die Trias der Bauchspeichelwirkung auf Fette, Zucker, Eiweiß postulierte und experimentell abgesicherte. Bernard war es auch, dem es zusammen mit seinem Landsmann Corvisart (1859) gelang, durch Alkohol-Ausfällung aus dem Pankreassaft einen Stoff zu generieren, der, wenn man ihn wieder in Wasser auflöst, alle Wirkungen besitzt, die der natürliche Saft hat. Für diese Substanz wählte man den Namen *Pankreatin* [73].

Zur gleichen Zeit wurde eine andere Pioniertat vollbracht. Der niederländische Arzt Fles wurde von einem diabetischen Patienten konsultiert, der unter massivem Durchfall litt. Dazu beschreibt er (1859):

> *"Ich glaubte aber nun hier einen Fall vor mir zu haben, in der die Anwendung des Pancreasaftes versucht zu werden verdiente. Die Controversen, die Bernard's Versuche hervorgerufen, durften mich wenigstens nicht zurückhalten. Die günstige Wirkung des täglichen Gebrauchs von Kalbspancreas auf den Allgmeinzustand war wirklich merkwürdig. Die so schnell vorgeschrittene Abmagerung stand stille; die Extremitäten bekamen wieder eine mehr runde Form."* Und weiter: *"Wir sahen beinahe ein ganzes Jahr lang, wie bei einem Manne, der so gut wie keine Fette und die Eiweisskörper nur theilweise verdaute, der tägliche Gebrauch von Kalbspancreas-Extract alle Fette aufgenommen und die Muskelbündel zum grössten Theile verdaut wurden. Wenn man bedenkt, dass der Kranke sehr grosse Mengen Fett einnahm, welche durch ein Pancreas täglich absorptionsfähig gemacht wurden, und weiter, dass jedesmal, wenn das Mittel ausgesetzt wurde, das Fett uncenweise in den Faeces zurückgefunden wurde, so geht daraus stringent hervor, dass Bernard Recht hatte, als er die hohe Bedeutung des Pancreassaftes für die Fettdigestion, nach Eberle, wiederum hervorhob." [37]*

Zeitgleich beschrieben Danilewsky (1861/62) [28] und Kühne (1867) [74], dass Salzsäure die eiweißspaltende Wirkung des Pankreatins hemmt. Kühne prägte darüber hinaus den Begriff Enzyme (εν ζυμε) für chemische Fermente und Trypsin für die eiweißspaltende Wirkung des Pankreatins.

Auch behandelt wurde weiter. Zum Beispiel mit einem Klistier aus feingeschabtem Fleisch und Pankreasdrüsenhack, rektal appliziert, mittels eines speziell entwickelten 'Clysopomp'. Leube schreibt dazu (1872):

> *"Man bekommt die für den Schlächter ziemlich werthlose Drüse jederzeit leicht im Schlachthause, wenn man die 'hinter dem Magen gelegene Bauchdrüse' verlangt. Hierzulande heisst sie wohl auch 'Bauchbriesel'."* [73]

Es gab in therapeutischer Hinsicht Fortschritte. Friedreich schreibt in Ziemssens 'Handbuch der speciellen Pathologie und Therapie' (1875):

> *"Man hat wiederholt den Versuch gemacht, bei Kranken, bei denen man ein Pancreasleiden annehmen zu dürfen glaubte, den fehlenden oder mangelhaft gebildeten Pankreassaft zu ersetzen, und war auf verschiedene Weise bestrebt, die wirksamen Fermente des Bauchspeichels (Pankreatin) isolirt darzustellen und in Form von Pillen etc. zu therapeutischen Zwecken zu verwerthen. "*

Die Herstellung (‚Darstellung' genannt) von Arzneien, also auch Pankreasextrakten, oblag damals Spezialapotheken. Eine berühmte und für die nachweisliche Qualität ihrer Produkte (z.B. Pepsin) bekannte stand in Rostock, unter der Leitung von Hofapotheker Friedrich Witte. Der Freiburger Arzt Engesser testete seine Präparationen. Er definierte 1877 das ideale Pankreatin-Präparat:

- Aktivität für alle 3 Nährstoffgruppen (Eiweß, Zucker, Fette)
- Wirksamkeit nicht beeinträchtigt durch Herstellung oder (Magen-) Säure
- Patientengerecht

Trotzdem gab es noch große Probleme mit der Galenik und Haltbarkeit (Stabilität) der Enzympräparationen.

> *"Die Drogueriefabrik der Herren Gebrüder Keller dahier hat sich der Aufgabe unterzogen und nach einer Reihe von Versuchen ein Präparat durch Eindampfen im Vacuum bei 35°C. dargestellt, das sich als vollständig verdauungskräftig und widerstandsfähig gegen die Magenverdauung erweist und sich von Anfang September [1876] bis jetzt selbst bei nachlässiger Aufbewahrung gut erhalten hat."* [73]

Dr. Engessers Pankreas-Tabletten der ‚Drogueriefabrik' Gebrüder Keller wurden noch bis in die 30er Jahre des vergangenen (20.) Jahrhunderts verkauft. Der therapeutische Erfolg der Pankreaspräparate war wechselhaft. Dies liegt vor allem an der Besonderheit der Verdauungsenzyme (Vorstufen), der Empfindlichkeit der Bauchspeicheldrüse (Autolyse) und dem Einfluss der Magensäure.
Nach der Entdeckung, dass die totale Entfernung der Bauchspeicheldrüse einen Diabetes mellitus verursacht (Mering & Minkowski 1889) wurde mit einer gewissen Folgerichtigkeit versucht, die Zuckerkrankheit mit den bereits bekannten Pankreasextrakten zu behandeln. Dies war natürlich erfolglos. Als Resultat wandte man sich enttäuscht von der Bauchspeicheldrüse, genauer, den Pankreasenzympräparaten, ab. Abelmann, ein Schüler von Minkowski, konnte zeigen, dass die Pankreasexstirpation beim Hund zur totalen exokrinen Pankreasinsuffizienz führt und absolut keine Fettverdauung mehr stattfindet. Dieser Zustand konnte durch das bekannte Pankreatin praktisch ganz aufgehoben werden.

Vor 100 Jahren experimentierten Thomas und Weber mit diversen Pankreatin-Präparationen. Eine davon behandelten sie mit Tannin. Dazu schreibt Salomon (Frankfurt, 1900):

> *"Bemerkenswerth erscheint, dass die Wirkung des Pankreatins ebenso wie ja auch der Pankreasdrüse eine so ausgesprochene war, obwohl gegen die Wirkung des Magensaftes keinerlei schützende Massnahmen, wie sie in Glutoidkapseln etc. zur Verfügung stehen, getroffen wurden".*

Es wurde versucht, das *Pankreatin* in eine für den Magensaft unangreifbare Form zu bringen, was durch die Verbindung des *Pankreatins* mit 10 % Tannin gelang. Sie nannten das Produkt *'Pankreon'*.

"Ueber Erfolge mit Pankreon" berichtet Gockel (1900):

> *"Dasselbe verdaut in einer Dosis von 1 g innerhalb 15 Minuten bei einer Temperatur von 40° in schwach alkalischer Lösung von 100 g Eiweiss 83 % und entwickelt hierbei eine sehr intensive amylolytische und fettspaltende Wirkung. Es vermag nach einstündiger Einwirkung von Magensaft noch 34 % Eiweiss und nach 5stündiger Einwirkung noch 6-8 % Eiweiss zu peptonieren, während andere Präparate nach $1^{1/2}$stündiger Einwirkung nur noch minimale Verdauungswirkung zeigen. Das amylolytische und das fettspaltende Ferment, welche bekanntlich beide sehr rasch zerstört werden, sind nach 1 Stunde, wenn auch schwach, wirksam, während dieselben beim Pankreatinum absol.* [d. h. konventioneller alkoholischer Pankreasextrakt] *Und beim frischen Pankreas nach 5, höchstens 10 Minuten zerstört werden." [48]*

Die Suche nach dem idealen Pankreatin ging weiter. Wichtige Etappen waren die Einführung eines Granulats (1963) sowie eines Präparats mit Himbeergeschmack für Kinder mit Mukoviszidose (Zystische Fibrose). Die Entwicklung kam zu einem vorläufigen Abschluss mit der Einführung der Mikropellets (1979/83), die aus Kügelchen mit einem Durchmesser von ≈1,7 mm bestehen, mit Säureschutz (bis pH 5,5) und Verkapselung. Dadurch erfüllte sich auch der letzte Punkt der mehr als 100 Jahre zuvor von Engesser aufgestellten Wunschliste des idealen Pankreatin-Präparates: das "Angenehme" für den Patienten.

2.2. Die unterschiedlichen Pankreasenzympräparationen

Die gebräuchlichste Quelle der heute eingesetzten Pankreasenzyme ist das Schweinepankreas. Wegen der Säureinstabilität der normalen Säugetier-Lipase – sei es der humanen oder vom Schwein – ist nach alternativen Enzymen gesucht worden, die eine vergleichbare lipolytische Aktivität aufweisen, aber säurestabil sind. 1966 wurde in Extrakten aus dem Pilz Rhizopus arrhizus ein triglyzeridspaltendes Enzym entdeckt, welches weitgehend säurestabil ist [76]. Weitere Studien in vitro bestätigten die gute lipolytische Aktivität dieses Enzyms, das als einzigen Nachteil eine Inaktivierung durch Gallensäuren aufweist [13,118,137]. Die Entwicklung eines klinisch einsetzbaren Produkts hat zehn Jahre gedauert; die sogenannte Rhizolipase erwies sich in ersten Studien zwar als gut wirksam [122,134], groß angelegte klinische Vergleichsstudien fehlen jedoch bis heute.

Mittels der inzwischen verfügbaren Techniken des molekularen Klonierens sind eine Reihe von Lipasen aus Bakterien und Pilzen in ihrer Primärsequenz und Röntgenkristallstruktur analysiert worden [131]. Darüber hinaus liegen einige Lipasen bereits rekombinant vor, darunter auch eine Rhizolipase [131]. Es bleibt abzuwarten, ob aus diesen für die industrielle Anwendung (‚Spülmittel') gedachten Lipasen auch für die Anwendung am Menschen geeignete Medikamente entwickelt werden können. Angesichts potentiell auf den Menschen übertragbarer Krankheiten wie der Rinderkrankheit BSE mag es in Zukunft bei ähnlicher Zwangslage für Schweineprodukte praktisch unumgänglich werden, auf rekombinante Enzyme zurückzugreifen.

Die therapeutischen Pankreasenzympräparationen bestehen natürlich nicht nur aus Lipase, wenngleich dieses Enzym das 'Leitenzym' darstellt, an dem die Enzymaktivität pars pro toto festgemacht wird. Sowohl das Pankreassekret wie auch die therapeutischen Enzympräparationen enthalten neben der Lipase als wichtigste Bestandteile Amylase und Proteasen. Von allen Haustieren (Schwein, Rind, Schaf, Pferd, Hund) und weiteren in der Forschung gebräuchlichen Säugetieren (Maus, Ratte, Meerschweinchen) enthält das Schweinepankreas die höchsten Enzymaktivitäten aller drei Klassen. Pro Gramm einer gängigen Pankreatin-Präparation sind dies durchschnittlich 55.000 Einheiten Lipase, 46.000 Einheiten Amylase und 2.850 Einheiten Protease [121]. Pankreatin repräsentiert eine durch diverse Extraktionsprozesse (z.B. Gefriertrocknung, Extraktion mit Kohlenwasserstoffen) gewonnene Pankreasenzympräparation. Dieser Herstellungsprozess variiert von Hersteller zu Hersteller und entsprechend ist die Ausbeute auch unterschiedlich.

2.3. Galenik

Die Verfügbarkeit einer reinen und enzymatisch aktiven Pankreasenzympräparation bedeutet bei weitem noch nicht, dass diese Präparation auch in vivo wirkt. Determinierende Faktoren liegen seitens des Medikaments und des Patienten vor (☞ Tab. 2.1).

Patientenfaktoren	• pH im Magen • pH im Duodenum • Fähigkeit zu Schlucken/Kauen • Passage/Magen-Darm-Motilität • Abweichung von der normalen Anatomie
Medikamentenfaktoren	• Enzymgehalt (Lipase-Einheiten) • Größe der Enzympräparation (Pellet) • (Mikro-) Verkapselung • Säurestabilität

Tab. 2.1: Bestimmende Faktoren für die Wirksamkeit von Pankreasenzympräparationen.

Eine universelle Galenik für alle möglichen Anforderungen seitens des Patienten gibt es nicht; glücklicherweise liegen zur Therapie der exokrinen Pankreasinsuffizienz heute verschiedene Präparate vor, die praktisch allen Situationen gerecht werden.

Pankreasenzympräparationen gibt es als Pulver, Tabletten, Kapseln und bald auch als Dispension. Pulver haben nur einen sehr beschränkten Anwendungsbereich. Kapseln enthalten heutzutage viele sogenannte Mikrosphären, die eine ‚multi-unit' Dosierung erlauben. Dies bedeutet, dass die Einzelgabe des Medikaments nicht nur aus einer einzigen Einheit besteht sondern in viele Untereinheiten zerfällt, was im Falle der Pellets eine bessere Vermischung mit dem Nahrungsbrei gewährleisten soll. Ein Pellet stellt dabei die kleinste Einheit dieser Präparation dar und enthält zusammengepresste, säuregeschützte Enzyme. Der Pelletdurchmesser sollte sich an der Partikelgröße orientieren, die physiologischerweise postprandial durch den Pylorus aus dem Magen entleert werden kann. Elegante ältere Arbeiten zeigen, dass damit bei einer Teilchengröße von ca. 3 mm gerechnet werden kann [107]. Ein geringerer Anteil an Proteasen sorgt in der Enzympräparation dafür, dass intraluminal die Lipase länger aktiv ist [87]. Dies ist bei allen heute in Deutschland angebotenen Pankreasenzympräparaten in unterschiedlichem Maße auch der Fall. Die meisten der gängigen Präparate setzen die Lipaseaktivität innerhalb der ersten 15-45 Minuten in voller Höhe bei einem alkalischen pH (6.6) frei.

Therapie der exokrinen Pankreasinsuffizienz

3. Therapie der exokrinen Pankreasinsuffizienz

3.1. Ziel und Indikation

Das offensichtliche Ziel der Therapie der exokrinen Pankreasinsuffizienz ist, diese zu kompensieren und sekundäre Symptome infolge des Enzymmangels zu vermeiden bzw. abzumildern. Dazu bedarf es allgemeiner und diätetischer Maßnahmen sowie insbesondere natürlich der Enzymsubstitution. Die Indikation lässt sich theoretisch gut festlegen: jede schwere (Grad II-III) exokrine Pankreasinsuffizienz sowie jede symptomatische exokrine Pankreasinsuffizienz, auch wenn sie objektiv erst als leicht (Grad I) einzustufen ist. Die Einteilung folgt dem Vorschlag von Lankisch, basierend auf den Ergebnissen des quantitativen Pankreastests, der Fermentsonde [83]. Ein Gewichtsverlust ohne den Nachweis einer Steatorrhoe stellt keine Indikation zur Enzymtherapie dar.

3.2. Allgemeine Maßnahmen

Gründet die exokrine Pankreasinsuffizienz auf einer alkoholbedingten chronischen Pankreatitis, so ist die strikte Alkoholkarenz dringend anzuraten [135]. Dies sollte nicht mit dem Hinweis abgetan werden, dass die Alkoholkranken keinen rationalen Argumenten zugänglich sind, was sicher nur auf einen Teil der Patienten zutrifft. Das Zugehen auf diese Patienten lohnt sich. Wichtig und wünschenswert ist eine funktionierende ambulante Führung im Sinne einer Dispensärbetreuung, die viele Patienten dankbar annehmen.

Die Alkoholkarenz hat drei Effekte. Erstens reduziert sie die Schmerzen bei mindestens 50 % der Patienten [95,105,129,130], zweitens gibt es Hinweise, dass die gastrische Lipasesekretion nach Beenden des Alkoholabusus zunimmt, was die exokrine Pankreasinsuffizienz zumindest graduell lindert [109]. Drittens kann eine Alkoholkarenz durch Vermeidung weiterer Sekundärerkrankungen zu einer Verlängerung der Lebenserwartung führen, die bei durch Alkohol induzierter chronischer Pankreatitis deutlich verkürzt ist. Ob durch Alkoholkarenz das Fortschreiten einer ausgeprägten chronischen Pankreatitis aufgehalten werden kann ist unsicher und muss bezweifelt werden [3]. Es ist anzunehmen, dass der Nikotinabusus sicher auch eine nicht zu unterschätzende Rolle spielt, was aber noch nicht systematisch untersucht ist [23].

3.3. Ernährung

Grundsätzlich gilt: eine Pankreasdiät gibt es nicht. Die dem Ausmaß der exokrinen Pankreasinsuffizienz und einem gegebenenfalls zusätzlich vorliegendem Diabetes mellitus angepasste Ernährung ist die Voraussetzung für eine wirksame Enzymsubstitution. Andersherum gesagt: eine – ausreichende – Pankreasenzymsubstitution ist wirkungslos, wenn sich der Patient einseitig ernährt, z.B. praktisch nur Alkohol trinkt und unregelmäßig isst und Fettes bevorzugt [110].

Die exokrine Pankreainsuffizienz erfordert eine ausgewogene Ernährung. Bei noch normaler Glukosetoleranz ist eine kohlenhydratreiche Kostform mit geringeren Anteilen an Protein und insbesondere Fett anzustreben. Unter Enzymsubstitution kann der Patient soviel Fett – in kleineren Mengen – zu sich nehmen, wie er ohne Diarrhoe und Steatorrhoe verträgt, d.h. eine Fettrestriktion sollte nicht erfolgen. Ist der Ernährungs- und Allgemeinzustand kritisch und eine rasche Verbesserung dringlich, können auch oral mittelkettige Fette (medium-chain triglycerides/MCT) gegeben werden. Diese haben den Vorteil, dass sie ohne vorherige Lipaseeinwirkung praktisch verlustfrei durch die Dünndarmschleimhaut resorbiert werden.

Generell gilt, wie bei der Führung insulinpflichtiger Diabetiker auch, dass die Ernährung patientenadaptiert erfolgen soll. Als bester Verlaufsparameter zur Überwachung des Therapieerfolges einer Ernährungsberatung gilt die Verbesserung des Allgemeinzustandes und die Gewichtszunahme.

Auf Hülsenfrüchte und scharf Gebratenes sollte generell verzichtet werden [80], weil sowohl die Blähungen über die Darmdistension zu einer Transitbeschleunigung führen wie auch die Proteinaseinhibitoren eine entsprechende Nahrungsaufschlüsselung beeinträchtigen.

• Alkoholabstinenz • Fettreduktion auf 40-60 g/Tag (<30 % der Gesamtkalorienmenge) • Gedünstete und gegrillte Speisen (fettarme Zubereitung) • Mehrere kleine Mahlzeiten (wie Diabetiker) • Vermeiden von schwer Verdaulichem (Hülsenfrüchte)

Tab. 3.1: Diätetische Grundregeln bei exokriner Pankreasinsuffizienz.

Die Patienten sollten initial eher mehr Kalorien zuführen, insbesondere wenn bereits klinisch eine Malnutrition (Marasmus) erkennbar ist. Als Anhalt kann die folgende Tab. 3.2 dienen [133,135]:

	Mengenanteil g/Tag	Energieanteil Kcal/Tag
Kohlenhydrate	300-400	1200-1600 (Insulindosis anpassen)
Eiweiß	60-120	240-480
Fette	60-100	540-900
In schweren Fällen:MCT	80-100	720-900

Tab. 3.2: Empfohlene Nahrungszusammensetzung bei exokriner Pankreasinsuffizienz (Gesamtkalorien: 2500-3000 kcal/Tag).
MCT: medium chain triglycerides.

3.4. Supplementierung mit Spurenelementen und Vitaminen

Die Maldigestion von Fetten mangels ausreichender Pankreasenzyme führt zu einer globalen Malassimilation. Die unbehandelte Steatorrhoe ist vergesellschaftet mit einer Malabsorption fettlöslicher Vitamine, die fast ausnahmelos zu einer zumindest relativen Hypovitaminose von Retinol (Vitamin A), Cholecalciferol (Vitamin D), Tocopherol (Vitamin E) und Phyllochinon (Vitamin K) führt sowie bei gleichzeitigem Alkoholabusus zusätzlich zu einem Mangel an Thiamin (Vitamin B_1), Riboflavin (Vitamin B_2) und Pyridoxin (Vitamin B_6). Verstärkt wird der Effekt der mangelnden Resorption durch das meist gleichzeitig ungenügende Angebot infolge der Mangelernährung. Dies bedeutet, dass eine alleinige orale Vitaminsupplementierung unwirksam ist, solange die Maldigestion und Malabsorption weiterbestehen.

Vitamin	%
A	67
E	71
C	39
B_{12}	5

Tab. 3.3: Häufigkeit von Hypovitaminosen bei Patienten mit chronischer Pankreatitis und Steatorrhoe [69,90].

So ist bei länger bestehender unbehandelter und höhergradiger exokriner Pankreasinsuffizienz die parenterale Gabe fettlöslicher Vitamine (z.B. ADEK-Falk®) durch bedarfsadaptierte regelmäßige intramuskuläre Injektion indiziert [111] (☞ Tab. 3.6). Gegebenenfalls kann anfänglich mehrmals wöchentlich eine intravenöse Zugabe zur parenteralen Ernährung notwendig sein. Sobald die Fermentsubstitution greift und der Patient an Gewicht zunimmt, kann auf die Vitamingabe wieder verzichtet werden, solange die Zufuhr diätetisch gewährleistet ist [153]. Wenngleich teuer, sollte die Serumspiegelbestimmung ausgewählter Vitamine (B_{12}, Betacarotin, K) durchgeführt werden, wenn das klinische Bild nicht eindeutig ist. Für eine blinde, prophylaktische Verabreichung von Vitaminpräparationen, auch bei Patienten mit chronischer Pankreatitis, gibt es jedoch keine Rationale und keine wissenschaftlich begründeten Untersuchungen.

Vitamin	Ort der Absorption	Transportmechanismus
A	• Proximales und distales Jejunum	• Erleichterte Diffusion
E	• Jejunum	• Einfache Diffusion
K	• Proximales Jejunum (K_1) • Ileum, Kolon (K_2)	• Carrier-vermittelt (K_1) • Einfache Diffusion (K_2)
B_{12}	• Ileum	• Intrinsic Factor im Komplex

Tab. 3.4: Vitamine, deren Aufnahme von der Aufschlüsselung durch Pankresenzyme und anschließender Resorption mit Fetten abhängig ist.

Vitamin	Symptom bzw. Befund
Fettlösliche Vitamine	
A	• Nachtblindheit • Atypische Epithelverhornung
D	• Gestörtes Knochenwachstum • Entkalkung der Knochen
E	• Keine typischen Symptome oder Mangelerscheinungen bekannt
K	• Spontanblutungen • Verzögerte Blutgerinnung
Wasserlöslichliche Vitamine	
B_1	• ZNS-Störungen, Lähmung, Muskelatrophie • Beri-Beri
B_2	• Hauterkrankungen
B_6	• Bei Erwachsenen keine
B_{12}	• Perniziöse Anämie • Funikuläre Myelose
C	• Zahnfleischblutungen, Infektanfälligkeit • Skorbut • Bindegewebsstörungen
Biotin	• Dermatitis
Folsäure	• Perniziöse Anämie
Nicotinsäure	• Photodermatitis, Parästhesien • Pellagra

Tab. 3.5: Leitsymptome der bei chronischer Pankreatitis mit exokriner Insuffizienz und ggf. Alkoholabusus relevanten Hypovitaminosen.

Der Mangel an Spurenelementen (☞ Tab. 3.7), darunter Magnesium, Mangan und Zink, die als wichtige Koenzyme im Intermediärstoffwechsel (z.B. Zitratzyklus) fungieren, ist bei chronisch-entzündlichen Erkrankungen in Verbindung mit Alkoholabusus gut belegt [34]. So benötigt z.B. auch Thiamin für seine metabolische Aktivierung Magnesium [144]. Die intestinale Zinkresorption ist bei exokriner Pankreasinsuffizienz im Vergleich zu Alkoholikern ohne Pankreasaffektion und Gesunden reduziert [34]. Der Erfolg einer Supplementierung hingegen ließ sich bisher aufgrund der Komplexität sich überlagernder Faktoren nicht immer eindeutig nachweisen. Dennoch erscheint es bei schwerer und unbehandelter exokriner Pankreasinsuffizienz – auf dem Boden einer alkoholindizierten chronischen Pankreatitis – recht plausibel, zumindest Zink zu substituieren [50].

3.5. Enzymsubstitution

Aufgrund der hohen Reservekapazität der exkretorischen Pankreasfunktion (s.o.) kommt es zu einer klinisch manifesten Steatorrhoe erst bei einer Lipasesekretion von <10 % [30]. Andererseits kann eine Steatorrhoe auch klinisch apparent werden bei noch partiell erhaltener exokriner Pankreasfunktion bzw. umgekehrt die exokrine Pankreasfunktion schwer gestört sein, obwohl eine Steatorrhoe nicht vorliegt [77,126]. Im letzteren Fall wird vermutet, dass extrapankreatische Lipasen aus der Magenschleimhaut und dem Zungengrund die Fettverdauung partiell übernehmen [41,55]. Die Stärkeverdauung kann zu mehr als drei Viertel durch extrapankreatische Amylase ersetzt werden [88].

Die Pankreasfermentsubstitution wird seit vielen Jahrzehnten praktiziert [26]; Extrakte von Schweinepankreata wurden von erstmals Minkowski (1889) zur Diabetestherapie oral verabreicht. Dies führte zu einem leicht positiven Effekt auf die Gewichtszunahme bei den Diabetikern; allerdings nicht wie von den Autoren vermutet wegen des Insulins, das nicht resorbiert wurde, sondern wegen der Wirkung der exokrinen Pankreasenzyme (s.o.).

Indikation

Seit der Einführung der Pankreasfermentsubstitution durch Fles Mitte des 19. Jahrhunderts [37] gibt es hinsichtlich des optimalen Zeitpunktes, zu dem eine Enzymsubstitution bei exokriner Pankreasinsuffizienz im Rahmen einer chronischen Pankreatitis begonnen werden soll, keine einhellige Meinung. Als Entscheidungsdeterminanten eine Enzymsubstitution durchzuführen gelten:

- manifeste Steatorrhoe (> 15 g/die)
- Gewichtsverlust/Marasmus
- Diarrhoe und/oder
- dyspeptische Symptome (Obstipation)

Ein Gewichtsverlust ohne den Nachweis einer Steatorrhoe stellt keine Indikation zur Enzymtherapie dar. Dies gilt als Konsensus der Deutschen Gesellschaft für Verdauungs- und Stoffwechselerkrankungen (DGVS) [111].

Vitamin	Dosis (FDA)	Dosis (WHO)	Dosis (PRI)	Dosis (DGE)
A	800-1000 µg		800 µg	800-1000 µg
D	10 µg (400 IU)	2,5 µg	5 µg	5-10 µg
E	7-10 mg	12-14 mg	10 mg	11-15 mg
K	70-140 µg			60-80 µg
B1	1,0-1,5 mg	0,9-1,2 mg	1,4 mg	1,0-1,3 mg
B_2	1,2-1,7 mg		1,6 mg	1,2 -1,5 mg
B_6	1,9-2,2 mg		2,0 mg	1,2-1,6 mg
B_{12}	3 µg		1,0 µg	3,0 µg
C	60 mg	30 mg	60 mg	100 mg
Folsäure	400 µg	200 µg	200 µg	400 µg
Niacin	13-19 mg		18 mg	13-17 mg
Biotin	0,1-0,2 mg		0,15 mg	30-60 µg
Pantothensäure	4-7 mg		6 mg	6 mg

Tab. 3.6: Empfohlener Tagesbedarf (RDA) für wasser- und fettlösliche Vitamine [38].

Substanz	Dosis (FDA)	Dosis (WHO)	Dosis (PRI)	Dosis (DGE)
Calcium	1000-1200 mg		700 mg	1000 mg
Cu	1,5-3,0 mg		1,1 mg	1,0-1,5 mg
Eisen	10-15 mg		9-20 mg	10-15 mg
Mg	320-420 mg		150-500 mg	300-400 mg
Mn	2,5 µg		1-10 µg	
Phosphor	700 mg		550 mg	700 mg
Se	55-70 µg		55 µg	30-70 µg
Zn	12-15 mg	7,1-9,5 mg	7,1-9,5 mg	7-10 mg

Tab. 3.7: Empfohlener Tagesbedarf (RDA) für Spurenelemente [38].

RDA = 'recommended daily allowance' (FDA, USA).
PRI = population reference intake in Europe (Commission of the European Community, 1993.);
DGE = Referenzwerte der Deutschen Gesellschaft für Ernährung (DGE), Österreichischen Gesellschaft für Ernährung (ÖGE), Schweizerischen Gesellschaft für Ernährungsforschung (SGE) und Schweizerischen Vereinigung für Ernährung, 2000.

Galenik

Ein weiterer Diskussionspunkt ist die Menge der substituierten Enzyme, wobei die Lipaseaktivität die kritische Größe darstellt [12]. Um die Maldigestion zu korrigieren, soll die Menge und Konzentration der Enzympräparationen im Duodenum etwa 5-10 % des Sekretvolumens ausmachen, das bei maximaler Stimulation des gesunden Pankreas sezerniert wird [12].

Die Galenik der Pankreasenzymsubstitutionspräparate ist Gegenstand anhaltender Forschung und klinischer Studien. Es soll noch einmal betont werden, dass in der interdigestiven Phase nur Partikel mit einem Durchmesser von kleiner 2 mm den Pylorus passieren können [107]. Dieser Befund ist im Rahmen einer Studie vor einiger Zeit noch einmal bestätigt worden [75] und betrifft den physiologischen Mageninhalt ebenso wie Medikamente. Von den derzeit verfügbaren Pankreasenzympräparationen haben Kreon® und Nutrizym GR® zu mehr als 90 bzw. 60 % Partikel in dieser Größenordnung. Noch kleinere Partikel (sog. 'Minimicrospheres') sind in der Beseitigung der Pankreasinsuffizienz den normalen Mikrosphären gleichwertig [54] aber nicht überlegen. Leider gibt es für die überwiegende Zahl der mehr als 50 Enzympräparationen auf dem deutschen Markt bislang es keine ausreichenden, insbesondere vergleichende Daten.

In früheren Jahren wurde die Bestimmung der Enzymfreisetzung im Verlauf des oberen und mittleren Intestinums untersucht. Physiologischerweise liegt das Maximum der endogenen Pankreasenzyme im Duodenum und oberen Jejunum; die Enzyme, insbesondere die Lipase, entfalten ihre Aktivität ausschließlich im alkalischen Milieu. Die Enzymfreisetzung sollte innerhalb von 30 Minuten postprandial im Duodenum erfolgen [111]. Die aktuelle intraluminale lipolytische Aktivität, nativ und nach Gabe von Pankreasfermenten, lässt sich elegant mit dem C^{13} Cholesteryl-Octanoat-Atemtest monitoren [115], wird aber klinisch nicht routinemäßig durchgeführt. Der reine Enzymbedarf, der bei Achlorhydrie (Säurefreiheit) Fettstühle beseitigt liegt bei 30.000 Lipase-Einheiten pro Mahlzeit [29].

Bei Patienten mit alkohol-induzierter chronischer Pankreatitis, die eine erhöhte Magensäuresekretion haben können [139] und zusätzlich aufgrund der exokrinen Insuffizienz eine verminderte Bikarbonatsekretion aufweisen, ist diese Dosis wegen der Lipaseinaktivierung durch Säure meist nicht ausreichend. Dies kann entweder durch Erhöhung des Lipaseangebots oder durch Säureschutz der Enzyme ausgeglichen werden. Es gibt jedoch keine lineare Beziehung zwischen der Menge der angebotenen Lipase und der Verminderung der Stuhlfettexkretion. Bei einem Teil der Patienten wird die alleinige Erhöhung der Lipaseeinheiten nicht zur Beseitigung der Steatorrhoe ausreichen; diese bedürfen einer Säureblockade. Der Schutz der Lipase vor Säureinaktivierung kann entweder durch Gabe von H_2-Rezeptorantagonisten (z.B. Ranitidin oder Famotidin) und Protonenpumpeninhibitoren (z.B. Omeprazol oder Pantoprazol) geschehen oder durch einen Säureschutzüberzug der Enzympräparation. Eine derartige 'enteric coated' Präparation, bestehend aus 1-2 mm großen Pellets, wird in eine Gelatinekapsel gegeben, die sich im Magen schnell auflöst und multiple 'mini-dose' Pellets freisetzt. Die Freigabe der Enzyme aus den Pellets erfolgt erst, wenn eine pH-Schwelle erreicht wird, die typischerweise um pH 5 liegt und in der Regel im oberen Jejunum, direkt hinter dem Treitz'schen Band, erreicht wird.

Eine stärkere Säuresuppression verbessert natürlich den Wirkungsgrad herkömmlicher, nicht-säuregeschützter Präparate; dennoch reichen hier auch hohe Dosen potenter Säureblocker vom Typ der Protonenpumpeninhibitoren (z.B. 60 mg Omeprazol) oft nicht aus, die Steatorrhoe gänzlich zu beseitigen [20].

Standardtherapie

Die Standardtherapie der exokrinen Pankreasinsuffizienz sollte in der Gabe von 20-25.000 Lipase Einheiten zu den (drei) jeweiligen Hauptmahlzeiten bestehen; Zwischenmahlzeiten, wie sie zum Beispiel bei Diabetikern obligat sind, sollten mit 10-20.000 Einheiten abgedeckt werden. Die Enzyme müssen mit dem Essen eingenommen werden. Modernerweise besteht die Standardgalenik bei physiologischen Bedingungen aus pylorusgängigen säurefesten Mikropellets. Eine solche Präparation kann entweder als Granulat oder in Gelatinekapseln angeboten werden. Kapseln sind leichter zu schlucken; die puren Pellets sind etwas hygroskopisch und kleben gerne an der Schleimhaut. Faktoren, welche die lipolytische Aktivität beeinflussen, müssen unbedingt beachtet werden (☞ Tab. 3.8). Der Therapie-Erfolg wird primär klinisch kontrolliert, anhand der Gewichtszunahme und der Verfestigung des Stuhls. Ist dies unbefriedigend, müssen nochmals Störfaktoren überprüft werden (☞ Tab. 3.9). Liegen diese nicht vor, ist eine schrittweise Erhöhung der Dosis angezeigt. Führt auch dies nicht zum Erfolg und ist die Patientencompliance gesichert, sollte die Diät modifiziert werden, beispielsweise empfehlen sich mittelkettige Fettsäuren (MCT) in den Ernährungsplan aufzunehmen.

	Lipase-Einheiten	Bemerkungen
Frühstück (Hauptmahlzeit)	20.000	Bis 40.000
1. Zwischenmahlzeit	10.000	Bis 20.000
Mittagessen (Hauptmahlzeit)	20.000	Bis 40.000
2. Zwischenmahlzeit/Kaffee	10.000	Bis 20.000
Abendessen (Hauptmahlzeit)	20.000	Bis 40.000
Nachtessen (Zwischenmahlzeit)	10.000	Bis 20.000

Tab. 3.8: Initiale Standardtherapie mit Pankreasenzymen bei normaler Physiologie und Anatomie.

• Therapiestandard	Säurefeste, mikrosphärisch verkapselte Pellets
• Schwere exokrine Insuffizienz • Ausgeprägte Steatorrhoe • Mukoviszidose	Hochdosierte säuregeschützte Enzympräparate; konventionelle Präparate plus Magensäuresekretionshemmung
• Zustand nach Magenresektion Billroth II; Kautsch-Whipple	Konventionelle Enzympräparate als Granulat
• Verdacht auf gastroduodenale Passagestörung (Diabetes mellitus, Pylorusstenose, Vagotomie)	Konventionelle Enzympräparate als Granulat plus Säuresekretionshemmung, optional Prokinetika
• Bekannte Hypo-/ Anazidität des Magens	Konventionelle Enzympräparate als Granulat
• Bekannte Hyperazidität des Magens	Hochdosierte säuregeschützte Enzympräparate; konventionelle Präparate plus Magensäuresekretionshemmung

Tab. 3.9: Differentialtherapie der exokrinen Pankreasinsuffizienz.

Kombinationen von Pankreasfermenten mit weiteren Wirkstoffen

Es sind auch Kombinationen von Pankreasfermenten mit weiteren Wirkstoffen erhältlich bzw. empfohlen worden.

Unstrittig ist die Kombination von Pankreasenzymen mit Säureblockern (H_2-Rezeptorantagonisten oder Protonenpumpeninhibitoren) bei Hyperazidität des Magens oder (zu) schneller Passage durch den Dünndarm [81,126]. Hingegen ist die fixe Kombination von Pankreasenzymen zum Beispiel mit Gallensäuren nicht zu empfehlen, da aufgrund der notwendigen hohen Dosierung der Pankreasfermente eine chologene Diarrhoe induziert [77] und dadurch eine pankreatogene Diarrhoe noch verstärken werden kann. Eine Ausnahme stellt die Behandlung einer Zystischen Fibrose mit gestörter Cholerese dar.

Ein Frühsymptom der exokrinen Pankreasinsuffizienz ist der Meteorismus und die Flatulenz, wodurch viele Patienten in ihrer Lebensqualität mehr beeinträchtigt werden als durch interkurrent auftretende Schmerzen oder Diarrhoen [52]. Folgerichtig sind entblähende Substanzen, als Leitsubstanz der ‚Entschäumer' Simethicon (z.B. Lefax®, Sab-Simplex®), entweder parallel verabreicht oder gleich kombiniert eingesetzt worden. Die älteren Studien, z.T. aufgrund suboptimalen Studiendesigns, haben hier keine schlüssigen Antworten gegeben. Inzwischen gibt es gute Daten die zeigen, dass diese Kombination sehr wohl zu einer subjektiven und objektiven Verbesserung beitragen kann [6].

> Das klinische Korrelat einer suffizienten Substitutionstherapie ist:
>
> - Sistieren des Gewichtsverlustes und konsekutive Gewichtszunahme
> - Reduktion der Steatorrhoe
> - Erfolgreiche Behandlung der chronischen Diarrhoe

Die Zukunft der Pankreasenzymsubstitution liegt in allernächster Zukunft in der Entwicklung einer flüssigen Präparation, die bei Kindern, alten Menschen und solchen, die z.B. eine Magenernährungsfistel (PEG) haben, einen Fortschritt in der Handhabung bedeuten kann. Die Entwicklung rekombinanter Enzympräparate, die genetisch auch in ihrer intrinsischen Säureresistenz modifizierbar sind, hängt vor allem vom 'Druck' auf Medikamente direkter tierischer Provenienz ab, wie dies die Pankreasenzyme heute darstellen. Sollte sich hier eine Problematik wie bei vom Rind abgeleiteten Medikamenten und Genussmitteln entwickeln, wird dies die notwendigen hohen Investitionen seitens der Industrie sicher beflügeln. Technisch ist dies machbar, bis hin zur Produktion von Pankreasenzymen in vivo im Gallenblasensepithel [102].

3.6. Enzymsubstitution als Schmerztherapie

Im Tierexperiment hat die intraduodenale Bereitstellung von exogenen Pankreasenzymen über eine Reduktion des Cholezystokinins zu einer verminderten Pankreassekretion geführt – unter der Vorstellung, dass eine niedrige intraduodenale Proteaseaktivität die exokrine Pankreasfunktion stimuliert, während eine hohe intraduodenale Proteaseaktivität die Drüse inhibiert. Die Stimula-

	Lipase	Amylase	Protease
Cotazym 10.000	10.000	6.250	375[1]
Cotazym 20.000	20.000	12.500	750[1]
Cotazym 30.000	30.000	18.750	1.125[1]
Cotazym 40.000	40.000	25.000	1.500[1]
Kreon 10.000	10.000	8.000	600[1]
Kreon 25.000	25.000	18.000	1.000[1]
Kreon 40.000 Pellets im Btl.	40.000	40.000	2.600[1]
Kreon für Kinder (1 Messl.)	5.000	3.600	200[1]
Kreon Granulat Btl.	20.800	20.800	1.250[1]
Ozym 10.000	10.000	9.000	500[2]
Ozym 20.000	20.000	18.000	1.000[2]
Pangrol 10.000 Kps.	10.000	9.000	500[1]
Pangrol 20.000 Filmtabl.	20.000	12.000	900[1]
Pangrol 25.000 Kps.	25.000	22.500	1.250[1]
Pankreatan 10.000	10.000	9.000	500[2]
Pankreatan 25.000	25.000	22.500	1.250[2]
Pankreatan 36.000	36.000	18.000	1.250[2]
Pankreatin 20.000 Laves	19.000	11.500	800[2]
Pankreatin Mikro-ratiopharm 20.000	20.000	18.000	1.000[2]
PankreatinSTADA	20.000	11.500	800[2]
Pankreon 10.000	10.000	8.000	550[1]
Pankreon forte 28.000	28.000	22.000	1.500[1]
Pankreon Granulat (1 Teel.)	36.000	27.000	2.400[1]
Panzynorm forte N	20.000	12.000	800[1]
Panzytrat 10.000	10.000	9.000	500[1]
Panzytrat 25.000	25.000	12.000	800[1]
Panzytrat 40.000	40.000	15.000	900[1]
Panzytrat ok (1 Zähll.)	20.000	18.000	1.000[1]

Tab. 3.10: Handelsübliche magensäurestabile Enzympräparationen in Deutschland, ohne Kombinationspräparate.
[1]: in Ph.Eur.-Einheiten;
[2]: in F.I.P.-Einheiten.

tion der Drüse wird beim Menschen für die Schmerzattacken bei chronischer Pankreatitis verantwortlich gemacht [11]. Dies war die Rationale, Pankreasenzympräparate zur Schmerztherapie bei chronischer Pankreatitis – auch ohne exokrine Pankreasinsuffizienz – einzusetzen. Nach der Erstbeschreibung dieses 'feed-back' Mechanismus beim Menschen [63] sind vier klinische Untersuchungen mit insgesamt 69 Patienten zu dieser Thematik veröffentlicht worden [53, 64, 124, 140]. Während die initialen Studien noch einen – wenn auch bescheidenen – positiven Effekt zeigten, konnten nachfolgende Arbeiten mit eindeutig besserem Studiendesign keinen Effekt auf die Schmerzsymptomatik belegen. Es gibt sogar eine Untersuchung, die zeigt, dass exogene Pankreasenzyme beim Menschen die Pankreassekretion anregen [112], vielleicht wegen des Proteinanteils der verwendeten Enzympräparation. Somit gibt es keine gesicherte Evidenz Pankreasenzyme zur Schmerztherapie einzusetzen, wenngleich jeder klinisch tätige Pankreatologe Patienten kennt, bei denen die alleinige Gabe von Enzympräparaten die pankreatogenen Schmerzen linderte. Dies muss wohl objektiv dem Placebo-Effekt zugerechnet werden [114].

Exokrine Pankreas-insuffizienz als Begleiterscheinung

4. Exokrine Pankreasinsuffizienz als Begleiterscheinung

4.1. Diabetes mellitus

Insulin gehört zu den ‚trophischen' Hormonen, d.h., es führt zu einem erhöhten Energiestoffwechsel [103,104]. Durch vaskuläre Kurzschlüsse auf Kapillarebene kommt es zu einer direkten Kommunikation der Langerhans'schen Inseln mit dem sie umgebenden exokrinen Pankreasgewebe (Endo-Exo-Achse). Insbesondere die direkt um die Inseln gelegenen Azini profitieren von dieser Beziehung und produzieren mehr Amylase und Lipase [1]. Beim Diabetes ist die Bauchspeicheldrüse altersbezogen kleiner als bei Nichtdiabetikern; dies geht einher mit einer exokrinen Atrophie, betont um die Inseln und hier insbesondere um diejenigen mit wenig oder gar keiner B-Zell Masse [98]. Ältere Arbeiten legen eine exokrine Pankreasinsuffizienz sowohl beim Typ 1 Diabetes [32,39,82] wie auch beim Typ 2-Diabetes nahe. Allerdings wurde dies erst mit der Möglichkeit zur Bestimmung der fäkalen Elastase-1 in breiterem Maßstab untersuchbar. Erste Ergebnisse zur Funktion des exokrinen Pankreas beim Typ 2-Diabetes mellitus zeigen, dass diese Diabetesform mit einem erhöhten Risiko (OR 3,8) für eine exokrine Pankreasinsuffizienz assoziiert ist [125]. Die Substitution von Pankreasenzymen bei Diabetikern mit exokriner Pankreasinsuffizienz führt insbesondere beim mangelernährten juvenilen Typ I-Diabetiker (IDDM) zu Gewichtzunahme bzw. einem besseren Gedeihen. Zusätzlich lässt sich die diabetische Stoffwechsellage bessern kontrollieren, da die Resorption der Nährstoffe durch eine bessere Aufschlüsselung verlässlicher ist [119].

Für eine Konsequenz, z.B. alle Diabetiker probatorisch mit Enzymen zu behandeln gibt es andererseits gar keine Daten; empfohlen werden kann lediglich, bei Diabetikern, bei denen der Verdacht auf eine exokrine Pankreasinsuffizienz besteht und andere Gründe für eine Diarrhoe ausgeschlossen sind [148], eine minimale Diagnostik, z.B. Elastase-1 im Stuhl, durchzuführen.

Erstautor	Jahr	Anzahl	Funktionseinschränkung[%]
Typ 1 Diabetes mellitus (IDDM)			
Pollard [123]	1943	13	61
Chey [24]	1963	47	55
Vacca [147]	1964	22	73
Frier [39]	1976	20	80
Lankisch [82]	1982	53	43
Hardt [56]	1999	39	74
Wagner (nach Hardt [56])	1999	87	59
Typ 2 Diabetes mellitus (NIDDM)			
Chey [24]	1963	13	15
Vacca [147]	1964	33	73
Hardt [56]	1999	77	36
Wagner (nach Hardt [56])	1999	349	59
Diabetes mellitus (alle)			
Hardt [56]	1999	128	75

Tab. 4.1: Funktionseinschränkung des exokrinen Pankreas bei Typ 1- und Typ 2-Diabetikern (verschiedene Testsysteme).

4.2. Zystische Fibrose (Mukoviszidose)

Die zystische Fibrose (CF) führt unabhängig von den beiden histologischen Erscheinungsformen des Pankreas (fibrotisch/atrophisch) [97] mit fortschreitendem Krankheitsverlauf zu einer exokrinen Pankreasinsuffizienz und einem Diabetes mellitus [61], so dass bei 30-40 % der Patienten ein pathologischer oraler Glukosetoleranztest (OGTT) vorliegt [84]. Es ist sinnvoll, frühzeitig einen Diabetes mellitus zu erkennen. Bei einer suffizienten Kontrolle des Zuckerstoffwechsels lassen sich Komplikationen der CF, z.B. Pseudomonas-Pneumonien, besser beherrschen bzw. vermeiden [85]. In etwa 95 % der CF-Patienten kann bereits in der Kindheit eine exokrine Pankreasinsuffizienz nachgewiesen werden. Die Schlüsselrolle nehmen hier die Pankreasgangepithelzellen ein [57]. Von der Vielzahl an möglichen Mutationen im CFTR-Gen sollen insbesondere die ΔF508-Mutation mit Pankreas- und Lungenaffektionen vergesellschaftet sein [72]. Die adäquate Enzymsubstitution dieser jungen Patienten ist für ein rechtes Gedeihen unabdingbar [150].

Die unbehandelten Patienten nehmen – ähnlich wie viele Patienten mit einer Pankreasinsuffizienz anderer Genese, z.B. chronischer alkoholinduzierter Pankreatitis – eine Vermeidungshaltung hinsichtlich der Fettaufnahme ein; der Fettabsorptionsquotient liegt dann bei < 85 % (normal >95 %). Die Enzymsubstitution erfolgt mit den gängigen, meist säurestabilen Präparaten. Im Durchschnitt benötigen die kindlichen und jugendlichen Patienten um 10.000 IU/kg und Tag [94] um eine Pankreasinsuffizienz auszugleichen. Wenn es erforderlich sein sollte, die Enzymkapseln zu öffnen, z.B. um es unter Muttermilch oder Brei zu mischen, müssen mögliche Irritationen der Mundschleimhaut durch die lokale Enzymwirkung beachtet werden [94]. Dies betrifft vor allem Säuglinge und Kleinkinder, die die Kapseln noch nicht schlucken können. Da die Enzymgranula durch Einspeicheln und Daraufherumkauen an Aktivität verlieren, sollten Kinder so früh wie möglich ermuntert werden, die ganzen Kapseln einzunehmen.

Die Enzympräparate müssen direkt vor und während der Mahlzeiten verabreicht werden [15]. Darüber hinaus ist es wichtig, die Kinder zu motivieren, Pankreasfermente auch zu den Zwischenmahlzeiten und Knabbereien einzusetzen.

Die zur Kontrolle der gastrointestinalen Symptome (Blähungen, Krämpfe, Diarrhoe) ausreichende Dosis an Pankreasenzymen reicht häufig zur Beseitigung der schwerwiegenden intestinalen Malabsorption noch nicht aus. Daher ist eine Kontrolle bei den auf eine optimale Absorption angewiesenen Patienten gerade im Wachstumsalter unabdingbar. Ein Fettabsorptionskoeffizient von >85 % sollte unbedingt angestrebt werden; die Bestimmung ist allerdings an eine genaue Dokumentation des eingenommenen Nahrungsfettes mit Sammeln der gesamten Stuhlmengen eines Tages gebunden und damit für eine häufige Kontrolle im Sinne eines Monitoring praktisch unbrauchbar.

In dieser Situation wird die Stuhlmikroskopie auf Neutralfett und Fettbestandteile empfohlen, wofür nur eine erbsengroße Menge Stuhl notwendig ist, die der Patient vor seinem ambulanten Termin gewinnt[149]. Diese Untersuchung kann regelmäßig (monatlich) durchgeführt werden und ist auch für die kleinen Patienten wenig belastend; in Deutschland ist die Stuhlmikroskopie jedoch nur vereinzelt etabliert. Sie soll aber gut mit anderen Markern einer exokrinen Pankreasinsuffizienz wie dem Fettabsorptionsquotienten, korrelieren [46]. Als Alternative bietet sich die fäkale Chymotrypsinbestimmung an, die ebenfalls an einer kleinen Stuhlprobe vorgenommen werden kann [67]. Niedrige Werte sind deutliche Hinweise auf eine inadäquate Enzymsubstitution (oder eine geringe Sensitivität).Die Verfügbarkeit hochdosierter Präparationen hat für die kindlichen Patienten den Vorteil die Medikamenteneinnahme in Frequenz und Anzahl zu reduzieren um dadurch die Compliance zu erhöhen. Folgerichtig sind bei diesen Patienten sehr hohe Einzeldosen von Pankreasfermenten eingesetzt worden; auch wurde eine spezielle Galenik mit 50.000 IE Lipase pro Kapsel entwickelt und davon 3-4 Kapseln pro Mahlzeit appliziert. Bei diesen Patienten entwickelte sich eine irreversible fibrotische Stenose des Colon ascendens, die in einigen Fällen bis zum Ileus führte [36,141]. Die Reduktion der Einzelgaben auf weniger als 100.000 IE Lipase hat dieses Problem bei den Mukoviszidose-Kindern nicht mehr auftreten lassen. Häufiger findet sich nach Gabe von Pankreasenzymen ein zu fester Stuhl, der zu intermittierender Obstipation führen kann. Dies betrifft allerdings nicht nur Patienten mit CF sondern alle Patienten die Pankreasenzyme in höherer Dosis einnehmen. Aufgrund des der CF zugrundeliegenden Defekts ist der Einsatz einer Säuresuppression, z.B. Protonenpumpeninhibitoren, eher sinnvoll als bei anderen Indikationen [59]. Während bei der Therapie der exokrinen Pankreasinsuffizienz des Erwachsenen die Substitution mit Gallensäuren keinen Benefit bietet, kann bei Patienten mit CF diese Kombination bei gestörter Cholerese vorteilhaft sein [116]. Hierzu fehlen aber größere Studien.

Etwa 10-20 % der Patienten mit CF weisen trotz hoher Dosierung von Pankreasenzymen eine signifikante Malabsorption mit einem Fettabsorptionskoeffizienten von <85 % auf. Bei diesen Patienten sollte nach Objektivierung der Malabsorption auch an andere Differentialdiagnosen gedacht werden. Da Patienten mit CF heute das Erwachsenenalter erreichen, müssen andere, mit der CF nicht in Zusammenhang stehende Erkrankungen im Rahmen einer normalen Diagnostik gastrointestinaler Beschwerden ausgeschlossen werden [93]. Zu erwähnen sei hier jede Form von (resezierender) Darmchirurgie, z.B. wegen eines neonatalen Mekoniumileus.

4.3. Autoimmunopathien und Konnektivitiden

Die exokrine Pankreasinsuffizienz, begleitet von rezidivierenden Schüben einer akuten Pankreatitis, kann bei einigen Erkrankungen aus dem Formenkreis der Bindegewebserkrankungen auftreten, so zum Beispiel bei der Wegener'schen Granulomatose [70] und anderen wie Sklerodermie [22,96]. Einige der Medikamente, die bei diesen Erkrankungen gegeben werden, verursachen eine Erhöhung der Amylase und/oder Pankreatitiden [8,27,47,71,108]. Dies trifft insbesondere auf die nicht-steroidalen Antiphlogistika zu (NSAID), speziell bei höheren Dosierungen [18,66]. Eine exokrine Insuffizienz wird nach den geschilderten Prinzipien therapiert. Zu beachten sind Zuckerstoffwechselstörungen bei Steroidtherapie.

4.4. Chronisch-entzündliche Darmerkrankungen

Pankreasaffektionen bei chronisch-entzündlichen Darmerkrankungen sind generell selten im Vergleich zu anderen extraintestinalen Manifestationen, z.B. Haut oder Gelenke [91]. Detaillierte Berichte über Pankreasschäden bei chronisch-entzündlichen Darmerkrankungen sind rar [49,146]; eine erste Vermutung wurde bereits vor 50 Jahren geäußert [9]. Seit der Entdeckung von Autoantikörpern gegen Pankreasazini [136] und Pankreassaftproteine [113,143] hat es viele Diskussionen über einen spezifischen Sekretionsdefekt des Pankreas bei chronisch-entzündlichen Darmerkrankungen gegeben. Mit Hilfe der Pankreasfermentsonde [79] haben frühere Studien tatsächlich einen solchen Defekt belegen können [5,62]. In Patienten mit Ileitis terminalis soll die exokrine Pankreasinsuffizienz stärker ausgeprägt sein als bei solchen mit schwerem Morbus Crohn [58]. Mit der Verfügbarkeit der Elastase-1 im Stuhl als indirekter sondenloser Pankreasfunktionstest [68] kann elegant in größeren Patientenkollektiven die Störung der Pankreasfunktion untersucht werden. In einem unselektionierten Patientengut zeigen eigene vorläufige Ergebnisse in 30 % der Fälle Werte <200 U/g und in 10 % Werte <100 U/g. Eine Korrelation zur Aktivität des Morbus Crohn ergab sich nicht. Bei wiederholter Untersuchung blieben die Werte für einen Patienten stabil [99].

Die objektivierte exokrine Pankreasinsuffizienz bei Patienten mit M. Crohn wird nach den o.g. Richtlinien behandelt. Zu beachten ist, dass bei Crohn-Befall des Magens und einer daraus resultierenden Hypoazidität, Granulatpräparationen verwendet werden können.

Die Salizylatbehandlung der chronisch-entzündlichen Darmerkrankungen kann in seltenen Fällen Auslöser einer sogenannten Mesalazin-Pankreatitis sein. Daran sollte bei Verschlechterung der klinischen Symptomatik im Einzelfall gedacht werden [99].

4.5. Das exokrine Pankreas beim alten Menschen

Frühere Messungen des Pankreasvolumens post mortem bei Pankreasgesunden [128] wie auch neuere computertomographische Untersuchungen [60] belegen eine Abnahme der Pankreasorganmasse jenseits der sechsten Lebensdekade. Von dieser Volumenreduktion ist in erster Linie das exokrine Pankreas betroffen [132]. Bei Diabetikern liegen die altersentsprechenden Pankreasvolumina generell unterhalb der Norm [98]. Dass morphologische Befunde, wie sie durch die Computertomographie erbracht werden, nicht immer einen verlässlichen Anhalt für die Funktionstüchtigkeit eines Organs geben können, gilt in besonderem Maße auch für das Pankreas, da es normalerweise eine sehr große funktionelle Reserve besitzt. Die Untersuchungen zur exokrinen Funktion des Pankreas im Alter sind widersprüchlich: einige Autoren sahen keine Reduktion der sezernierten Enzymmenge, andere konnten Minderungen bis zur Hälfte demonstrieren. Selbst bei einer so deutlich eingeschränkten Sekretion reicht die Restfunktion – bei anderweitig gesunder Drüse – normalerweise völlig aus, eine Fehlverdauung zu vermeiden [120]. Daher gibt es keine Rationale für eine ‚prophylaktische' Therapie mit Pankreasfermenten im Alter.

Die objektivierte exokrine Pankreasinsuffizienz im Alter wird nach den o.g. Richtlinien behandelt. Ein Tumor (Papille, Pankreas) sollte ausgeschlossen werden. Zu beachten ist eine Hypoazidität des Magens im Alter [2,127], so dass sich ggf. ein Granulat ohne Säureschutz für die Enzymsubstitution anbietet. Andere Malassimilationssyndrome des älteren Menschen sollten bei Zweifeln nicht vergessen werden, wie z.B. die Laktoseintoleranz [89].

4.6. Postoperative Zustände

4.6.1. Pankreasresektionen

Abhängig vom Ausmaß einer Pankreasresektion, der Drainage in den Darm und der Art des Ganganschlusses kann es zu allen Ausprägungen einer exokrinen Pankreasinsuffizienz nach Pankreasoperationen kommen [42]. Generell und offensichtlich bleibt die exokrine Pankreasfunktion bei den drainierenden Verfahren eher intakt als nach Resektionen; es kommt natürlich auf die Funktion des (Rest-) Pankreas an. Neben der Funktionsfähigkeit des noch verbliebenen Pankreasanteils ist auch die Deviation der normalen Passage und die Motilität des Darmes entscheidend. Bei den heute allgemein üblichen schonenden Resektionsverfahren – duodenumerhaltende bzw. pyloruserhaltende Pankreaskopfresektion wird die Motilität der aboralen Darmanteile meist nicht beeinträchtigt. Einzige Ausnahme ist die ausgedehnte Lymphknotenresektion (‚extended Whipple') beim Pankreaskarzinom (s.u.). Demgegenüber kann die Länge der ‚abführenden' Schlinge, die zur Drainage eines aufgestauten Pankreasganges seitlich aufgenäht wird (Puestow) sowie der Umstand, ob die erste oder zweite Jejunalschlinge verwendet wurde, sehr wohl einen Einfluss auf die Wirksamkeit der endogenen Pankreasenzyme haben. Wie oben aufgeführt, ist neben der ausreichenden Menge an Enzym auch der Ort der Verfügbarkeit – physiologischerweise das Duodenum bzw. obere Jejunum – für die regelrechte Fettverdauung wichtig [86].

Unabhängig vom Ausmaß der Resektion scheint die Nahrungsaufnahme in den ersten Monaten nach partieller oder totaler Pankreatektomie generell beeinträchtigt zu sein, sodass die Patienten nur langsam an Gewicht zulegen. Ein kleine Studie an 15 Patienten zeigte, dass diese Patienten nach totaler Pankreatektomie sich besser erholen und schneller an Gewicht zunehmen, wenn ihnen genügend Fett angeboten wird. Dies kann natürlich nur in Verbindung mit einer ausreichenden Enzymsubstitution geschehen. Darüber hinaus scheint eine Vitamin D-Supplementierung ebenfalls notwendig [106]. Die wenigen Studien zur Pankreasenzymsubstitution nach ausgedehnter Pankreasresektion [44] zeigen außerdem auf, dass es ein Missverhältnis zwischen den Symptomen des Patienten und der gemessenen Steatorrhoe gibt. Im Einzelfall kann der Bedarf an Lipase-Einheiten mehrere 100.000 Einheiten ausmachen [43].

4.6.2. Magenresektionen

Ein regelrecht angelegter Billroth-I- oder Billroth-II-Magen hat per se keine Beeinträchtigung der exokrinen Pankreasfunktion zur Folge. Abhängig von der Operationsmethode (+/- Braun'sche Fußpunktanastomose) kann sich nach Billroth II-Operation das Syndrom der zuführenden oder abführenden Schlinge entwickeln, welche über eine Maldigestion eine Malabsorption hervorruft, die im Symptombild dem Patienten mit einer exokrinen Pankreasinsuffizienz ähneln kann. Hier helfen – wie in der klinischen Praxis häufig geschehen – probatorische Gaben von Pankreasfermenten zunächst scheinbar weiter; dies verschleiert aber nur das zugrundeliegende Krankheitsbild. Bei Oberbauchbeschwerden und Diarrhoen begleitet von Flatulenz etc. ist daher bei Zuständen nach Magenoperationen zunächst eine minimale Diagnostik durchzuführen, bevor ggf. mit Pankreasenzymen behandelt wird, z.B. Ultraschall des Abdomens, Elastase im Stuhl und H_2-Atemtests. Neben einer beschleunigten Dünndarmpassage sowie einer bakteriellen Fehlbesiedlung des oberen Gastrointestinaltraktes kann es infolge einer mangelhaften Stimulation mit einer nicht zeitgerechten Enzymsekretion ebenfalls zur Malassimilation kommen [21]. Diese pankreobiliozibale Asynchronie zeigt sich insbesondere beim Billroth-II-Magen, wenn der Speisebrei nicht ausreichend oder nur verzögert mit Pankreasenzymen in Kontakt kommt [31].

Zur Situation nach totaler Gastrektomie gibt es einige ältere Daten, die den Benefit einer Enzymsupplementierung nahe legen [7]. Eine jüngere prospektive, doppel-blinde, randomisierte, plazebokontrollierte Multicenter-Studie konnte jedoch nur einen marginalen Vorteil in dieser Patientengruppe nachweisen [17]. Dies bedeutet, dass, von Einzelfällen abgesehen, bei denen ggf. aufgrund ausgedehnter Lymphadenektomien eine Motilitätsstörung unterstellt werden kann, keine Rationale besteht, Pankreasenzyme bei gastrektomierten Patienten einzusetzen.

4.6.3. Darmresektionen

Als Folge ausgedehnter Dünndarmresektionen kommt es, über den Umweg der Dekompensation des Gallensäurenstoffwechsels, auch zur Steatorrhoe, die ihrerseits durch Bildung von Hydroxyfettsäuren die Diarrhoe unterhält [92]. Neben der Adaptation und medikamentösen Therapie der Diarrhoe (Loperamid, Cholestyramin) muss bei Zeichen der Maldigestion eine Pankreasenzymsubstitution erfolgen.

4.7. Pankreaskarzinom

Der häufigste Tumor des Pankreas ist mit etwa 90 % aller bösartigen Neubildungen der Bauchspeicheldrüse das Adenokarzinom. Dieses sitzt wiederum in der überwiegenden Anzahl der Fälle im Pankreaskopf. Dadurch kommt es typischerweise zu einem Verschlussikterus und einer obstruktiven Pankreatitis. Über diese Pankreatitis, aber auch allein durch die komplette Verlegung des Pankreasganges durch den Tumor, kann sich eine totale exokrine Pankreasinsuffizienz entwickeln. Gleichzeitig ist die Tumorkachexie beim Pankreaskarzinom wegen des aggressiven Charakters der Erkrankung meist sehr ausgeprägt. Die Substitution mit Pankreasenzymen gerät regelmäßig ins Hintertreffen, weil die Tumorproblematik sich beim Patienten und behandelndem Arzt in den Vordergrund drängt. Als Ursache der Kachexie dieser Patienten ist aber nicht ausschließlich der Tumor zu sehen; an die schlichte Enzymdefizienz aufgrund der Verlegung des Pankreashauptganges sollte unbedingt gedacht werden.

Praktisch jeder Patient mit Pankreaskarzinom hat bei Diagnosestellung bereits signifikant an Gewicht verloren [152]. Die Verbesserung des Ernährungszustandes ist daher wichtig. Die Gabe von synthetischen Anabolika (z.B. Megesteronacetat, z.B. Megestat®) zur Appetitanregung und Gewichtssteigerung hat keine rationale Basis: diese Substanzen steigern zwar den Appetit, nicht aber das Gewicht oder den Performance-Status [33]; daneben sind sie sehr teuer.

Der Gewichtsverlust beim Pankreaskarzinom ist in erster Linie mit der Tumorkachexie zu erklären. Darüber hinaus darf nicht vergessen werden, dass es - bedingt durch die Lokalisation der allermeisten Pankreaskarzinome im Kopfbereich der Drüse – im Verlauf bei fast allen Patienten zu einer (kompletten) exokrinen Pankreasinsuffizienz kommt [16]. Diese ist obligat therapiewürdig [40], in der Standarddosierung gängiger mikroverkapselter Enzympräparate; ein rascher Gewichtsverlust kann damit sogar vermieden werden [19]. Der Diabetes mellitus, ebenfalls überzufällig häufig bereits vor Auftreten bzw. Diagnosestellung des Pankreaskarzinoms manifest [51], muss ebenfalls suffizient in Hinblick auf die Verfügbarmachung der Kalorien eingestellt werden. Eine strenge Euglykämie ist sicher nicht das Therapieziel.

Der Gewichtsverlust des Patienten mit Krebserkrankung ist nicht banal. Der *outcome* untergewichtiger, mangelernährter Tumorpatienten wird auch dadurch bestimmt, dass diese Patienten weniger Chemotherapie erhalten und mehr Medikamentennebenwirkungen aufweisen und nicht dadurch, dass diese ausgerechnet diejenigen sind, die schlechter auf die Behandlung ansprechen [4].

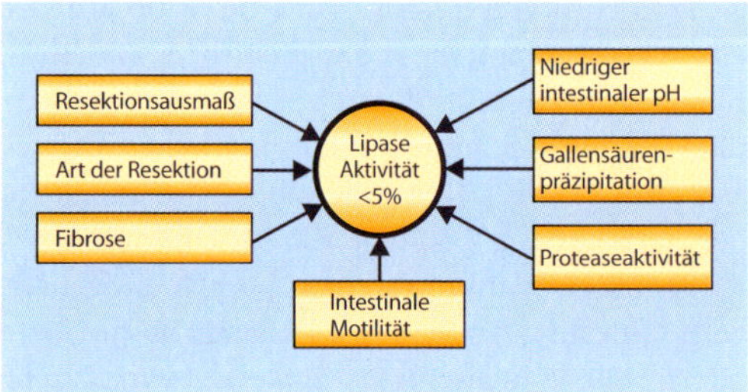

Abb. 4.1: Faktoren, die die Lipaseaktivität nach Pankreasresektion beeinflussen (nach [42]).

Syndrome

5. Syndrome

5.1. Hereditäre Pankreatitis

Die hereditäre Pankreatitis ist mit Mutationen im kationischen Trypsinogen-Gen oder Proteaseinhibitor SPINK assoziiert [151, 154]. Das Manifestationsalter liegt in der zweiten bis dritten Lebensdekade, sinkt aber in jeder folgenden Generation [142]. Insbesondere bei den Jugendlichen muss in Analogie zu den Patienten mit Zystischer Fibrose eine suffiziente Substitution mit Pankreasenzymen erfolgen, da die Pankreasinsuffizienz bei der stark das Organ destruierenden Erkrankung meist sehr ausgeprägt ist. Bei diesen Patienten, zumal wenn männlich, muss aufgrund der hohen Inzidenz von Pankreaskarzinomen [101] vermutlich bereits frühzeitig die Pankreatektomie erwogen werden; die entsprechende Substitution ergibt sich aus der absoluten Enzymdefizienz und dem pankreopriven Diabetes.

5.2. Shwachman-Syndrom und Johanson-Blizzard-Syndrom

Das Shwachman-Syndrom zeichnet sich durch eine exokrine Pankreasinsuffizienz aus, kombiniert mit einer Neutropenie und metaphysalen Dysostosen sowie Wachstumsstörungen [138]. Der molekulare Mechanismus ist noch ungeklärt. Beim Johanson-Blizard-Syndrom liegt ebenfalls ein komplexes Missbildungssyndrom vor [65]. Die Kinder mit beiden Erkrankungen benötigen zum rechten Gedeihen ausreichend Pankreasenzyme, ähnlich wie Patienten mit Zystischer Fibrose. Todesfälle im Kleinkindalter lassen sich auf die unbehandelte Malabsorption und ihre Folgen zurückführen [145]. In der Literatur ist beschrieben, dass es zu einer kompensatorischen Zunahme der nichtpankreatischen lipolytischen Aktivität kommen kann [78]. Daher ist eine periodische Überprüfung des notwendigen Enzymbedarfs im späten Adoleszenten und frühen Erwachsenenalter sinnvoll.

5.3. Autoimmune Pankreatitis

Das Krankheitsbild der autoimmunen Pankreatitis ist erst seit kurzem histologisch definiert [35]. Die wahre Inzidenz ist deshalb noch nicht bestimmbar. Man versteht darunter eine klinisch apparente (chronische) Pankreatitis ohne Fibrose und Verkalkungen in Ultraschall und CT. Histologisch sieht man dichte lymphozytäre Infiltrate um die Pankreasgänge, die hier wie bei der primär sklerosierenden Cholangitis destruierend wirken [35]. Es kommt also primär nicht zu einem Untergang an exokrinem Pankreasgewebe, aber der Abfluss des Pankreassekrets durch die veränderten und zerstörten Gänge ist nicht mehr gewährleistet. Daraus resultiert eine exokrine Pankreasinsuffizienz.

5.4. Isolierte Lipase-Defizienz

Die isolierte Lipase- oder Colipase-Defizienz ist ein weiteres seltenes Krankheitsbild das schwierig zu diagnostizieren ist [117]. Die Patienten leiden unter unspezifischen abdominellen Beschwerden, begleitet von den Zeichen der Maldigestion und Malabsorption. Die Verdachtsdiagnose eines Reizdarmsyndroms liegt hier schnell bei der Hand; hellhörig sollte das jugendliche bis junge Erwachsenenalter dieser Patienten machen [10,45]. Der Defekt lässt sich ausschließlich durch die quantitative Bestimmung der Lipase nach Stimulation mit der Fermentsonde erfassen [14]. Die Patienten reagieren sofort auf eine Pankreasenzymsubstitution.

Zusammenfassung und Ausblick

6. Zusammenfassung und Ausblick

Die exokrine Pankreasinsuffizienz gehört zu den häufig verkannten Syndromen und wird deshalb oft nicht oder nicht ausreichend therapiert. Neben der klassischen Situation bei Patienten mit chronischer Pankreatitis sind es weitere wichtige Zustände, bei denen an eine Pankreasinsuffizienz gedacht werden muss, die entsprechend therapiewürdig sein kann. Gerade erst erforscht wird das Ausmaß der exokrinen Pankreasinsuffizienz beim Diabetes mellitus. Über die therapeutischen Implikationen kann deshalb noch gar nichts gesagt werden; sie können unter Umständen dramatisch sein. Weitere Symptome, z.B. die Osteoporose bei primären Pankreaserkrankungen wie auch dem Diabetes mellitus, könnten gegebenenfalls auch mit einer (subklinischen) exokrinen Pankreasinsuffizienz vergesellschaftet sein. Auch hier finden die klinischen Studien gerade erst statt bzw. sind in Vorbereitung.

Die Pankreasenzyme sind heute theoretisch aufgrund der modernen molekulargenetischen Methoden rekombinant herstellbar. Diese Verfahren sind jedoch im Vergleich mit der konventionellen Herstellung aus Schweinepankreata noch zu teuer. Vom Schwein abstammende Produkte für die Anwendung am Menschen (z.B. auch die sogenannten Bio-Herzklappen) gelten derzeit als unproblematisch. Dies kann sich in Zukunft vielleicht ändern, wenn ähnliche Probleme wie bei Rind (BSE) bekannt werden. Die Notwendigkeit, Pankreasenzyme rekombinant herzustellen würde gleichzeitig auch die Möglichkeit eröffnen, diese durch geschickte Manipulation z.B. von vorneherein säurestabil zu machen. Hier gibt es noch einige Möglichkeiten, das Enzympräparat per se zu verbessern. Die Galenik scheint demgegenüber ausgereift zu sein.

Internet-Links

7. Internet-Links

Pankreatitis

- http://gopher.rz.uni-duesseldorf.de/WWW/AWMF/ll/iverd003.htm
  Therapie der chronischen Pankreatitis. Leitlinie der Deutschen Gesellschaft für Verdauungs- und Stoffwechselkrankheiten.
- http://www.knoll-deutschland.basf.de/html/d/ikcenter/gastro/pankreas/index.htm
  Pankreasinsuffizienz. In: Gesundheits-Server der Knoll Deutschland GmbH.
- http://www.pancreasfoundation.org/
  The National Pancreas Foundation. US-Amerikanische Stiftung zur Unterstützung von Pankreasforschung und zur Verbreitung von Informationen an Patienten mit Pankreaserkrankungen.
- http://www.informatik.uni-rostock.de/pancreas/
  Pankreas Plattform der Universität Rostock

Ernährung

- http://www.eufic.org/open/fopen.htm
  EUFIC, the European Food Information Council. Verbreitet wissenschaftliche Informationen über Ernährung und verwandte Bereiche: Ernährung und Gesundheit, Nahrungsmittelsicherheit und Qualität, Biotechnologie in Nahrungsmitteln
- http://www.nutritionhealthreports.com/RDA.html
  US-Amerikanische,Recommended Dietary Allowances' (RDA)
- http://www.nal.usda.gov/fnic/dga/rda.pdf
  ,Dietary Reference Intakes' (DRI) und,Recommended Dietary Allowances' (RDA). Food and Nutrition Information Center (FNIC) des US-Amerikanischen Landwirtschaftsministeriums (USDA).

Für Patienten

- http://www.gesundheits-web.de/pankreasinsuffizienz/index.html
  Patienteninformationsseite im Gesundheits-Web der Knoll Deutschland GmbH

Sonstiges

- http://www.solvay.com/pharmaceuticals/html/news/newstext.html
  Solvay feiert 100 Jahre Pankreasenzymsubstitution.

Literatur

8. Literatur

1. Adler G, Kern HF. Regulation of exocrine pancreatic secretory process by insulin. Horm Metab Res 1975; 7:290-296.

2. Altmann DF. changes in gastrointestinal, pancreatic, biliary, and hepatic function with aging. Gastroenterol Clin North Am 1990; 19:227-234.

3. Ammann RW, Heitz PU, Klöppel G. Course of alcoholic chronic pancreatitis: a prospective clinicomorphological long-term study. Gastroenterology 1996; 111:224-231.

4. Andreyev HJ, Norman AR, Oates J, Cunningham D. Why do patients with weight loss have a worse outcome when undergoing chemotherapy for gastrointestinal malignancies? Eur J Cancer 1998; 34:503-509.

5. Angelini G, Cavallini G, Bovo P, Brocca G, Castagnini A, Lavarini E, et al. Pancreatic function in chronic inflammatory bowel disease. Int J Pancreatol 1988; 3:185-193.

6. Arendt T, Fischer T, Becker B, Fölsch UR. Behandlung meteoristischer Beschwerden bei chronischer Pankreatitis: Mikrobielle Enzymtherapie mit Simethicon versus Pankreasenzymmonotherapie. Verdauungskrankheiten 1999; 17:10-15.

7. Armbrecht U, Lundell L, Stockbrügger RW. The benefit of pancreatic enzyme substitution after total pancreatectomy. Aliment Pharmacol Ther 1988; 2:4493-4500.

8. Arrieta RV. Pancreatitis aguda en el lupus eritematoso generalizado. Rev Gastroenterol Mex 1985; 50:161-167.

9. Ball WP, Baggenstoss AH, Bargen JA. Pancreatic lesions associated with chronic ulcerative colitis. Arch Pathol 1950; 50:345-348.

10. Balzer E. Angeborener Mangel an Pankreaslipase. Z Gastroenterol 1967; 5:239-246.

11. Banks PA. Management of pancreatic pain. Pancreas 1991; 6 (Suppl. 1):S52-S59

12. Beltinger C, Fulda S, Kammertoens T, Meyer E, Uchert W, Debatin KM. Herpes simplex virus thymidine kinase/gangciclovir-induced apoptosis involves ligand-independent death receptor aggregation and activation of caspases. Proc Natl Acad Sci (USA) 1999; 96:8699-8704.

13. Benzonana G. Some properties of an extracellular lipase from Rhizopus arrhizus. Lipids 1974; 9:166-172.

14. Bezzine S, Ferrato F, Ivanova MG, Lopez V, Verger R, Carriere F. Human pancreatic lipase: colipase dependence and interfacial binding of lid domain mutants. Biochemistry 1999; 38:5499-5510.

15. Brady MS, Rickard K, Yu P, Eigen H. Effectiveness of enteric-coated pancreatic enzyme supplements given before meals in reducing steatorrhea in children with cystic fibrosis. J Am Diet Ass 1992; 92:813-817.

16. Braganza JM, Howat HT. Cancer of the pancreas. In: Howat HT, editor. The exocrine pancreas. London: W.B. Saunders Ltd., 1972:219-237.

17. Brägelmann R, Armbrecht U, Rosemeyer D, Schneider B, Zilly W, Stockbrügger RW. The effect of pancreatic enzyme supplementation in patients with steatorrhoea after total gastrectomy. Eur J Gastroenterol Hepatol 1999; 11:231-237.

18. Braun J, Sieper J, Schwarz A, Hiepe F, Lenz T, Keller F, et al. Widespread vasculopathy with hemolytic uremic syndrome, perimyocarditis and cystic pancreatitis in a young woman with mixed connective tissue disease. Rheumatology Internatinal 1993; 13:31-36.

19. Bruno MJ, Haverkort EB, Tijssen GP, Tytgat GN, van Leeuwen DJ. Placebo controlled trial of enteric coated pancreatin microsphere treatment in patients with unresectable cancer of the pancreatic head region. Gut 1998; 42:92-96.

20. Bruno MJ, Rauws EA, Hoek FJ, Tytgat GN. Comparative effects of adjuvant cimetidine and omeprazole during pancreatic enzyme replacement therapy. Dig Dis Sci 1994; 39:988-992.

21. Büchler M, Malfertheinewr P, Friess H, Glasbrenner B, Beger HG. Die Beziehung zwischen Magen und Pankreas beim Menschen. Z Gastroenterol 1989; 27 (Suppl. 3):32-34.

22. Carey LC. Recurrent acute pancreatitis - rarely idiopathic: 1989 Du Pont lecture. Can J Surg 1990; 33:107-112.

23. Cavallini G, Talamini G, Vaona B, Bovo B, Filippini M, Rigo L, et al. Effect of alcohol and smoking on pancreatic lithogenesis in the course of chronic pancreatitis. Pancreas 1994; 9:42-46.

24. Chey WY, Shay H, Shuman CR. External pacreatic secretion in diabetes mellitus. Ann Intern Med 1963; 59:812-821.

25. Claessen H. Die Krankheiten der Bauchspeicheldrüse. ed. Köln: 1842.

26. Curschmann H, Jores A. Lehrbuch der speziellen Therapie innerer Krankheiten. ed. Berlin: Springer Verlag, 1947.

27. Cuxart A, Ordi J. Mjer de 60 anos afectada de sindrome de Sjögren y dolor abdominal persistente. Med Clin 1992; 99:227-233.

28. Danilewsky A. Ueber specifisch wirkende Körper des natürlichen und künstlichen pancreatischen Saftes. Virch Arch 1862; 25:279-307.

29. DiMagno EP. Controversies in the treatment of exocrine pancreatic insufficiency. Dig Dis Sci 1982; 27:481-4.

30. DiMagno EP, Go VLW, Summerskill WHJ. Relations between pancreatic enzyme outputs and malabsorption in severe pancreatic insufficiency. N Engl J Med 1973; 288:813-815.

31. Domschke S. Therapie von Mangelzuständen nach partieller Magenresektion. In: Bünte H, Demling S, Domschke S, Langhans P, editors. Folgeerkrankungen in der Ulkuschirurgie. Weinheim: Edition Medizin, 1987:131-142.

32. Domschke W, Tympner F, Domschke S, Demling L. Exocrine pancreatic function in juvenile diabetics. Am J Dig Dis 1975; 20:309-312.

33. Downer S, Joel S, Albright A, Plant H, Stubbs L, Talbot D, et al. A double blind placebo controlled trial of medroxyprogesterone acetate (MPA) in cancer cachexia. Br J Cancer 1993; 67:1102-1105.

34. Dutta SK, Procaccino F, Aamodt R. Zinc metabolism in patients with exocrine pancreatic insufficiency. J Am Coll Nutr 1998; 17:556-563.

35. Ectors N, Maillet B, Aerts R, Geboes K, Donner A, Borchard F, et al. Non-alcoholic duct destructive chronic pancreatitis. Gut 1997; 41:263-268.

36. FitzSimmons SC, Burkhardt GA, Borowitz D, Grand RJ, Hammerstrom T, Durie PR, et al. High-dose pancreatic-enzyme supplements and fibrosing colonopathy in children with cystic fibrosis. N Eng J Med 1997; 336:1283-1289.

37. Fles JA. Ein Fall von Diabetes mellitus mit Atrophie der Leber und des Pancreas. Arch f. Holländ Beitr Natur- und Heilkunde 1864; III:187-205.

38. Anonymous. Food and Nutrion Board NrC, editor. 1980; 9th ed., Washington DC: National Academy of Sciences.

39. Frier BM, Saunders JH, Wormsley KG, Bouchier IA. Exocrine pancreatic function in juvenile-onset diabetes mellitus. Gut 1976; 17:685-691.

40. Friess H, Bohm J, Ebert M, Büchler M. Enzyme treatment after gastrointestinal surgery. Digestion 1993; 54 (Suppl. 2):48-53.

41. Gargouri Y, Pieroni G, Riviere C. Importance of human gastric lipase for intestinal lipolysis. Biochem Biophys Acta 1986; 879:419-423.

42. Ghaneh P, Neoptolemos JP. Exocrine pancreatic function following pancreatectomy. In: Löhr JM, Colcher D, Hollingsworth MA, Liebe S, editors. Cell and molecular biology of pancreatic carcinoma. New York: New York Academy of Sciences, 1999:308-318.

43. Ghaneh P, Neoptolemos JP. Exocrine pancreatic function following pancreatectomy. Ann NY Acad Sci 1999; 880:308-318.

44. Ghaneh P, Neoptolemos JP. Pancreatic exocrine insufficiency following pancreatic resection. 1999; 60 (Suppl. 1):104-110.

45. Ghishan FK, Moran JR, Durie PR, Greene HL. Isolated congenital lipase-colipase deficiency. Gastroenterology 1984; 86:1580-1882.

46. Gilbert J, Kelleher J, Walters MP, Littlewood JM. Markers for faecal fat estimation in monitoring steatorrhoea in cystic fibrosis. Gut 1988; 29:1286-1288.

47. Giordano M, Gallo M, Chianese U, Maniera A, Tirri G. Acute pancreatitis as the initial manifestation of systemic lupus erythematosus. Z Rheumatol 1986; 45:60-63.

48. Gockel M. Ueber Erfolge mit 'Pankreon', einem neuen, gegen Magensaft widerstandsfähigen Pankreaspräparat. Centralbl Stoffw Verdauungskr 1900; 1:251-256.

49. Goebell H, Dignass AU. Chronic IBD and the pancreas. In: Lembcke B, Kruis W, Sartor RB, editors. Systemic manifestations of IBD. The pending challenge for subtle diagnosis and treatment. Dordrecht: Kluwer Academic Publishers, 1998:143-148.

50. Grüngreiff K. Zinktherapie in der Gastroenterologie. Med Welt 1998; 49:78-83.

51. Gullo L, Pezzilli R, Morselli-Labate AM. Diabetes and the risk of pancreatic cancer. Italian pancreatic cancer study group. N Engl J Med 1994; 331:81-84.

52. Gülzow M. Erkrankungen des Pankreas. In: Gülzow M, Koelsch K, Kuntzen H, editors. Gastroenterologie. 2 ed. Jena: VEB Gustav Fischer, 1974:605-665.

53. Halgreen H, Thorsgaard V, Pedersen N, Worning H. Symptomatic effect of pancreaticenzyme therapy in patients with chronic pancreatitis. Scand J Gastroenterol 1986; 21:104-108.

54. Halm U, Löser C, Löhr M, Katschinski M, Mössner J. A double-blind, randomized, multicenter, crossover study to prove equivalence of pancreatin minimicrospheres versus microspheres in exocrine pancreatic insufficiency. Aliment Pharmacol Ther 1999; 13:951-957.

55. Hamosh M. Lingual and gastric lipases. Nutrition 1990; 6:421-8.

56. Hardt PD, Kloer HU. Diabetes mellitus and exocrine pancreatic disease. In: Johnson CD, Imrie CW, editors. Pancreatic disease: towards the year 2000. London: Springer Verlag, 1999:235-241.

57. Harris A. The duct cell in cystic fibrosis. In: Löhr JM, Colcher D, Hollingsworth MA, Liebe S, editors. Cell and

molecular Biology of pancreatic carcinoma. New York: New York Academy of Sciences, 1999:17-30.

58. Hegnhøj J, Hansen CP, Rannem T, Sørbirk H, Bjerglund Andersen L, Andersen JR. Pancreatic function in Crohn's disease. Gut 1990; 31:1076-1079.

59. Heijerman HG, Lamers CB, Bakker W. Omeprazole enhances the efficacy of pancreatin (pancreas) in cystic fibrosis. Ann Int Med 1991; 114:200-201.

60. Heuck A, Gmeinwieser J, Feuerbach S. Die Darstellung der Altersinvolution der Bauchspeicheldrüse in der Computertomographie. Chir Gastroenterol 1990; 6:37-43.

61. Hodson ME. Diabetes mellitus and cystic fibrosis. Baillieres Clin Endocrinol Metab 1992; 6:797-805.

62. Hoppe-Seyler P, Holtermann D, Gerok W. Untersuchung der exokrinen Pankreasfunktion bei M. Crohn. Z Gastroenterol 1981; 19:570

63. Ihse I, Lijia P, Lundquist I. Feedback regulation of pancreatic enzyme secretion by intestinal trypsin in man. Digestion 1977; 15:303-308.

64. Isaksson G, Ihse I. Pain reduction by an oral pancreatic enzyme preparation in chronic pancreatitis. Dig Dis Sci 1983; 28:97-102.

65. Jones NL, Hofley PM, Durie PR. Pathophysiology of the pancreatic defect in Johanson-Blizzard syndrome: a disorder of acinar development. J Pediatr 1994; 125:406-408.

66. Kashihara T, Fujimori E, Oki A, Hashimoto K, Kotani K, Fukuda H, et al. Protein-losing enteropathy and pancreatic involvement in a case of connective tissue disease. Gastroenterol Jap 1992; 27:246-251.

67. Kasper P, Mueller G, Wahlefeld AW, Staehler FA. A new photometric method for the determination of chymotrypsin in the stool. Z Anal Chem 1982; 311:391-392.

68. Katschinski M, Schirra J, Bross A, Göke B, Arnold R. Duodenal secretion and fecal excretion of pancreatic elastase-1 in healthy humans and patients with chronic pancreatitis. Pancreas 1997; 15:191-200.

69. Kelleher J. Nutritional status in chronic pancreatitis. In: Mitchell CJ, Kelleher J, editors. Pancreatic disease in clinical practice. London: Pitman, 1981:257-266.

70. Kemp JA, Arora S, Fawaz K. Recurrent acute pancreatitis as a manifestation of Wegener's granulomatosis. Dig Dis Sci 1990; 33:912-915.

71. Kolk A, Horneff K, Wilgenbus KK, Wahn V, Gerharz CD. Acute lethal necrotising pancreatitis in childhood systemic lupus erythematosus-possible toxicity of immunosuppressive therapy. Clin Exp Rheumatol 1995; 13:399-403.

72. Kubesch P, Dork T, Wulbrand U, Kalin N, Neumann T, Wulf B, et al. Genetic determinants of airways' colonisation with Pseudomonas aeruginosa in cystic fibrosis. Lancet 1993; 341:189-193.

73. Kuhlmann H. Die Zauberstoffe im Wampenbries. ed. Hannover: Solvay, 1999.

74. Kühne W. Ueber die Verdauung der Eiweissstoffe durch den Pankreassaft. Virch Arch 1867; 39:130-174.

75. Kühnelt P, Mundlos S, Adler G. Pelletgröße eines Pankreasenzympräparates auf die duodenale lipolytische Aktivität. Z Gastroenterol 1991; 29:417-421.

76. Laboureur P, Labrousse M. Rhizolipase. Bull Soc Chim Biol 1966; XLVIII:747-770.

77. Lankisch PG. Conservative treatment of chronic pancreatitis. Digestion 1987; 37 (Suppl. 1):47-55.

78. Lankisch PG. Shwachman-Syndrom. Exokrine Pankreasinsuffizienz, Minderwuchs, periphere Dysostosen, Neutropenie. Dtsch Med Wochenschr 1991; 116:812-815.

79. Lankisch PG. Function tests in the diagnosis of chronic pancreatitis. Int J Pancreatol 1993; 14:9-20.

80. Lankisch PG, Lembcke B. [Therapy of exocrine pancreatic insufficiency]. Dtsch Med Wochenschr 1984; 109:720-2.

81. Lankisch PG, Lembcke B, Goke B, Creutzfeldt W. Therapy of pancreatogenic steatorrhoea: does acid protection of pancreatic enzymes offer any advantage? Z Gastroenterol 1986; 24:753-7.

82. Lankisch PG, Manthey G, Otto J, Koop H, Talaulicar M, Willms B, et al. Exocrine pancreatic function in insulin-dependent diabetes mellitus. Digestion 1982; 25:211-216.

83. Lankisch PG, Schreiber A, Otto J. Pancrealauryl test. Evaluation of a tubeless pancreatic function test in comparison with other indirect tests for exocrine pancreatic function. Dig Dis Sci 1983; 28:490-493.

84. Lanng S, Hansen A, Thornsteinsson B, Nerup J, Koch C. Glucose tolerance in patients with cystic fibrosis: five year prospective study. Br Med J 1995; 311:655-659.

85. Lanng S, Thorsteinsson B, Nerup J, Koch C. Diabetes mellitus in cystic firosis: effect of insulin therapy on lung function and infections. Acta Paediatr 1994; 83:849-853.

86. Layer P, Go VL, DiMagno EP. Fate of pancreatic enzymes during small intestinal aboral transit in humans. Am J Physiol 1986; 251:G475-80.

87. Layer P, Jansen JB, Cherian L, Lamers CB, Goebell H. Feedback regulation of human pancreatic secretion. Effects of protease inhibition on duodenal delivery and small intestinal transit of pancreatic enzymes. Gastroenterology 1990; 98:1311-9.

88. Layer P, Zinsmeister AR, DiMagno EP. Effects of decreasing intraluminal amylase activity on starch dige-

stion and postprandial gastrointestinal function in humans. Gastroenterology 1986; 91:41-8.

89. Lee MF, Krasinski SD. Human adult-onset lactase decline: an update. Nutr Rev 1998; 56:1-8.

90. Lembcke B, Geibel K, Kirchhoff S, Lankisch PG. Serum-β-Carotin: ein einfacher statistischer Laborparameter für die Diagnostik der Steatorrhoe. Dtsch Med Wchnschr 1989; 114:

91. Lembcke B, Kruis W, Sartor RB. Systemic manifestations of IBD (Falk Symposium 98). Dorrdrecht: Kluwer Academic Publishers, 1997.

92. Liebe S. Darm - Operationsfolgezustände. In: Hahn EG, Riemann JF, editors. Klinische Gastroenterologie. 2 ed. Stuttgart: Thieme Verlag, 2000:1036-1048.

93. Littlewood JM. Gastrointestinal complications in cystic fibrosis. J Royal Soc Med 1992; 85 (Suppl 18):13-19.

94. Littlewood JM. Dosage requirements of pancreatic enzymes in patients with CF. In: Anonymous Progress and prospects in the treatment of cystic fibrosis. Hannover: Solvay, 1993:57-74.

95. Löhr JM, Schneider HT. Die natürliche Entwicklung von Schmerzen bei alkoholischer chronischer Pankreatitis. Z Gastroenterol 2000; 38:603-605.

96. Löhr M. Pankreas: Gutachterliche Stellungnahme. In: Hahn EG, Riemann JF, editors. Klinische Gastroenterologie. 2 ed. Stuttgart: Georg Thieme Verlag, 1996:1216-1223.

97. Löhr M, Goertchen P, Nizze H, Gould NS, Gould VE, Oberholzer M, et al. Cystic fibrosis associated islet changes may provide a basis for diabetes. Virch Arch A 1989; 414:179-185.

98. Löhr M, Klöppel G. Residual insulin positivity and pancreatic atrophy in relation to duration of chronic type 1 (insulin-dependent) diabetes mellitus and microangiopathy. Diabetologia 1987; 30:757-762.

99. Löhr M, Thistleton A, Kuhn-Thiel C, Klöppel G, Liebe S. The pancreas in Crohn's disease. In: Emmrich J, Liebe S, Stange EF, editors. Innovative concepts of chronic inflammatory bowel disease. Utrecht: Kluwer Academic Press, 1999:228-232.

101. Lowenfels AB, Maisonneuve P, DiMagno EP, Elitsur Y, Gates LK, Perrault J, et al. Hereditary pancreatitis and the risk of pancreatic cancer. International Hereditary Pancreatitis Study Group. J Natl Cancer Inst 1997; 19:442-446.

102. Maeda H, Danel C, Crystal RG. Adenovirus-mediated transfer of human lipase complementary DNA to the gallbladder. Gastroenterology 1994; 106:1638-44.

103. Malaisse WJ. Insulin release: the fuel concept. Diab Metab 1983; 9:313-320.

104. Malaisse WJ. Regulation, pertubation, and correction of metabolic events in pancreatic islets. Acta Diabetol 1996; 33:173-179.

105. Marks IN. The natural history of calcific pancreatitis in the Western Cape. Trans Coll Phys Surg Gyn SA 1968; 12:54-63.

106. Maskell C, Daniels P, Johnson CD. Dietary intake after pancreatiectomy. Br J Surg 1999; 86:323-326.

107. Meyer JH, Elashoff J, Porter-Fink V, Dressman J, Amidon GL. Human postprandial gastric emptying of 1-3 millimeter spheres. Gastroenterology 1988; 94:114-119.

108. Moalla M, Boussen K, Meddeb Y, Gorgi Y, Khalfallah T, Hentati F, et al. Pancreatite aigue mortelle au cours d'un lupus erythemateux dissemine. Faits Clin Lett 1989; 12:230-232.

109. Moreau J, Bouisson M, Balas D, Ravaud A, Stupnik S, Buscail L, et al. Gastric lipase in alcoholic pancreatitis. Comparison of secretive profiles following pentagastrin stimulation in normal adults and patients with pancreatic insufficiency. Gastroenterology 1990; 99:175-180.

110. Mössner J. Chronische Pankreatitis: Ernährung und Schmerztherapie. Praxis 1998; 87:1548-1557.

111. Mössner J, Keim V, Niederau C, Buchler M, Singer MV, Lankisch PG, et al. Guidelines for therapy of chronic pancreatitis. Consensus Conference of the German Society of Digestive and Metabolic Diseases. Halle 21-23 November 1996. Z Gastroenterol 1998; 36:359-67.

112. Mössner J, Wresky HP, Kestel W, Zeeh J, Regner U, Fischbach W. Influence of treatment with pancreatic extracts on pancreatic enzyme secretion. Gut 1989; 30:1143-9.

113. Müller-Ladner U, Gross V, Andus T, Gschwendtner H, Roth M, Caesar I, et al. Distinct patterns of immunoglobulin classes and IgG subclasses of autoantibodies in patients with inflammatory bowel disease. Eur J Gastroenterol Hepatol 1996; 8:579-584.

114. Müller MK, Chari S, Singer MV. Schmerzen bei chronischer alkoholischer Pankreatitis. Med Klinik 1995; 90:78-82.

115. Mundlos S, Kühnelt P, Adler G. Monitoring of enzyme substitution using the cholesteryl octanoate breath test. In: Lankisch PG, editor. Pancreatic Enzymes in Health and Disease. Berlin: Springer, 1991:123-130.

116. Nassif EG, Younoszai MK, Weinberger MM, Nassif CM. Comparative effects of antacids, enteric coating, and bile salts on the efficacy of oral pancreatic enzyme therapy in cystic fibrosis. J Pediatr 1981; 98:320-3.

117. Niessen KH. Erkrankungen des exokrinen Pankreas bei Säuglingen und Kindern. Fortschr Med 1980; 98:261-300.

118. Noma A, Borgström B. The exocellular lipase from Rhizopus arrhizus. Scand J Gastroenterol 1971; 6:217-223.

119. Ogbonnaya KI, Arem R. Diabetic diarrhea. Pathophysiology, diagnosis, and management. Arch Intern Med 1990; 150:262-267.

120. Otte M. Ist die Pankreasfunktion altersabhängig? Chir Gastroenterol 1990; 6:77-81.

121. Peschke GJ. Active components and galenic aspects of enzyme preparations. In: Lankisch PG, editor. Pancreatic Enzymes in health and disease. Berlin: Springer Verlag, 1991:55-64.

122. Pointner H, Flegel U. Die Behandlung der exokrinen Pankreasinsuffizienz mit einer säurefesten Pilzlipase. Drug Res 1975; 25:1833-1835.

123. Pollard H, Miller L, Brewer W. External secretion of the pancreas and diabetes. Am J Dig Sci 1943; 10:20-21.

124. Rämö OJ, Puolakkainen PA, Seppälä K, Schröder TM. Self-administration of enzyme substitution in the treatment of exocrine pancreatic insufficiency. Scand J Gastroenterol 1989; 24:688-692.

125. Rathmann W, Icks A, Haastert B, Giani G, Curran S, Mitchell J, et al. Pancreatic exocrine insufficiency and type 2 diabetes are strongly associated. Diabetes 1999; 42 (Suppl. 1):A356-297. Abstract.

126. Regan PT, Malagelada JR, DiMagno EP, Glanzman SL, Go VL. Comparative effects of antacids, cimetidine and enteric coating on the therapeutic response to oral enzymes in severe pancreatic insufficiency. N Engl J Med 1977; 297:854-8.

127. Rösch W. Physiologische und pathologische altersabhängige Veränderungen des Magens. Fortschr Med 1990; 108:643-646.

128. Rössle R. Beiträge zur Kenntnis der gesunden und kranken Bauchspeicheldrüse. Beitr Pathol Anat Allg Pathol 1921; 69:163-184.

129. Sarles H, Gerolami-Santandrea A. Chronic pancreatitis. Clin Gastroenterol (N Am Clin Gastroenterol) 1972; 1:167-193.

130. Sarles H, Sahel J. Die chronische Pankreatitis. In: Forell M, editor. Handbuch der Inneren Medizin. 5 ed. Berlin: Springer Verlag, 1976:737-844.

131. Schmidt-Dannert C, Pleiss J, Schmid RD. A toolbox of recombinant lipases for industrial applications. Ann NY Acad Sci 1998; 864:14-22.

132. Schmitz-Moormann P, Hein J. Altersveränderungen des Pankreasgangystems und ihre Rückwirkungen auf das Parenchym. Virch Arch [A] 1976; 371:145-152.

133. Schneider HT, Löhr JM, Ell C, Hahn EG. Konservative und interventionelle Therapiemaßnahmen bei der chronischen Pankreatitis. Chirurg Gastroenterol 1996; 12:206-212.

134. Schneider MU, Knoll-Ruzicka ML, Domschke S, Heptner G, Domschke W. Pancreatic enzyme placement therapy: comparative efects of conventional and enteric coated microspheric pancreatin and acid-stable fungal enzyme preparations on steatorrhoea in chronic pancreatitis. Hepatogastroenterol 1985; 32:97-102.

135. Schneider T, Farnbacher M, Rabenstein T, Benninger J, Hahn EG. Schwere chronische Pankreatitis. Kassenarzt 1999; 39:28-32.

136. Seibold F, Mörk H, Tanza S, Müller A, Holzhüter C, Weber P, et al. Pancreatic autoantibodies in Crohn's disease: a family study. Gut 1997; 40:481-484.

137. Semeriva M, Dufour C. Further studies on the exocellular lipase of Rhizopus arrhizus. Biochim Biophys Acta 1972; 260:393-400.

138. Shwachman H, Diamond LK, Oski FA, Khaw KT. The syndrome of pancreatic insufficiency and bone dysfunction. J Pediatr 1964; 65:645-663.

139. Singer MV, Leffmann C, Eysselein VE, Calden H, Goebell H. Action of ethanol and some alcoholic beverages on gastric acid secretion and release of gastrin in hu mans. Gastroenterology 1987; 93:1247-1254.

140. Slaff J, Jacobson D, Tillman CR, Curington C, Toskes P. Protease-specific suppression of pancreatic exocrine secretion. Gastroenterology 1984; 87:44-52.

141. Smyth RL, van Velzen D, Smyth AR, et sl. Strictures of ascending colon in cystic fibrosis and high-strength pancreatic enzymes. Lancet 1994; 343:85-86; 109-110.

142. Steinberg WM, Barkin J, Bradley EL, DiMagno E, Layer P, Brentnall T, et al. Controversies in clinical pancreatology. Workup of a patient with familiar pancreatic cancer. Pancreas 1999; 18:219-224.

143. Stöcher W, Otte M, Ulrich S, Normann D, Finkbeiner H, Stöcher K, et al. Autoimmunity to pancreatic juice in Crohn's disease. Results of an autoantibody screening in patients with chronic inflamatory bowel disease. Scand J Gastroenterol 1987; 139:41-52.

144. Suter PM. Alkohol und Ernährung. In: Singer MV, Teyssen S, editors. Alkohol- und Alkoholfolgekrankheiten. Berlin: Springer Verlag, 1999:324-346.

145. Trellis DR, Clouse RE. Johanson-Blizzard syndrome. Progression of pancreatic involvement in adulthood. Dig Dis Sci 1991; 36:365-369.

146. Tromm A, May B. Pankreasbeteiligung beim Morbus Crohn. In: Demling L, editor. Extraintestinale Manifestationen des Morbus Crohn. 6 ed. Neu-Isenburg: LinguaMed Verlag, 1996:13-19.

147. Vacca JB, Henke WJ, Knight WA. The exocrine pancreas in diabetes mellitus. Ann Intern Med 1964; 61:242-247.

148. von der Ohe M. Diarrhea in patients with diabetes mellitus. Eur J Gastroenterol Hepatol 1995; 7:730-736.

149. Walters MP, Kelleher J, Gilbert J, Littlewood JM. Clinical monitoring of steatorrhea in cystic fibrosis. Arch Dis Child 1990; 65:99-102.

150. Wentzler E, Löhr H. Richtige Ernährung - Gesunde Kinder. ed. Stuttgart: Georg Thieme Verlag, 1966.

151. Whitcomb DC, Gorry MC, Preston RA, Furey W, Sossenheimer MJ, Ulrich CD, et al. Hereditary pancreatitis is caused by a mutation in the cationic trypsinogen gene. Nat Genet 1996; 14:141-145.

152. Wigmore SJ, Plester CE, Richardson RA, Fearon KCH. Changes in nutritional status associated with unresectable pancreatic cancer. Br J Cancer 1997; 75:106-109.

153. Wirth K, Schettler G. Vitamine. In: Bock HE, Kaufmann W, Löhr GW, editors. Pathophysiologie. 3 ed. Stuttgart: Georg Thieme Verlag, 1985:125-129.

154. Witt H, Luck W, Hennies HC, Classen M, Kage A, Lass U, Landt O, Becker M. Mutations in the gene encoding the serine protease inhibitor, Kazal type 1 are associated with chronic pancreatitis. Nat Genet 2000; 25: 213-216

Index